孤独症康复训练师资培训完整教程
视觉空间训练 流程解析

主编 贾美香 白雅君

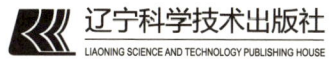
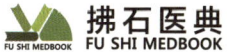

图书在版编目(CIP)数据

视觉空间训练流程解析 / 贾美香, 白雅君主编
-- 沈阳：辽宁科学技术出版社, 2018.10
孤独症康复训练师资培训完整教程
ISBN 978-7-5591-0223-2

Ⅰ.①视… Ⅱ.①贾… ②白… Ⅲ.①孤独症－康复训练－师资培训－教材 Ⅳ.①R749.940.9

中国版本图书馆CIP数据核字(2017)第088893号

版权所有　侵权必究

出版发行：辽宁科学技术出版社
　　　　　北京拂石医典图书有限公司
地　　址：北京海淀区车公庄西路华通大厦B座15层
联系电话：010-57262361/024-23284376
E－mail：fushimedbook@163.com
印　刷　者：中煤（北京）印务有限公司
经　销　者：各地新华书店

幅面尺寸：285mm×210mm
字　　数：243千字
出版时间：2018年10月第1版

印　　张：11.75
印刷时间：2018年10月第1次印刷

策划编辑：李俊卿
责任编辑：李俊卿
封面设计：咏　潇
版式设计：咏　潇

责任校对：梁晓洁
封面制作：咏　潇
责任印制：丁爱军

如有质量问题，请速与印务部联系　联系电话：010-57262361

定　　价：60.00元

视觉空间训练流程解析

编委会

主　编：贾美香　白雅君

副主编：董丹凤　刘　堃　刘冬梅　彭旦媛　魏青云　侯燕妮　李恩耀

编　委：刁凤菊　于秋霞　于　涛　于婷婷　王　玉　王红微　王丽琴　王晓武
　　　　云爱玲　方丽娟　邓丽丽　代恒双　吕文静　刘　欢　刘　星　刘艳君
　　　　刘桂赞　齐丽娜　孙石春　孙丽娜　孙　艳　孙　琪　牟效玲　纪志伟
　　　　杜丽源　李　东　李　雪　李　瑞　杨　轲　杨　洋　肖丽媛　何　影
　　　　沈　琪　初晓菲　张兆惠　张　妮　张晓燕　张海燕　张家翾　张　楠
　　　　张黎黎　陈素云　陈晓芳　邵　沫　范晓娇　林　恒　罗立晖　金浩然
　　　　周　娟　赵水林　赵　芳　赵　泓　胡慧萍　柯黎颖　祝贺荣　贾慧锋
　　　　倪明明　徐振弟　陶　煜　崔蒙蒙　梁艳林　隋晓玉　董　慧　程献莹
　　　　曾　刚　谢裴风　谭筑霞

前言

常常可以看到孤独症患者在别人与他们交谈时,他们表现出冷漠和忽略,四处环顾,注意力不能集中。孤独症患者常常给人"听而不闻"的感觉,上课时对教师的提问不理不睬,有时甚至会离开座位或离开教室,影响课堂教学,这也使得他们很难接受正规的教育。孤独症患者最常见的问题之一,是他们不能把来自不同感觉通道的信息统合起来正确地获得外界环境的图像。

在所有感觉通道中,听觉和视觉通道最重要,因为它们与认知功能密切相关。研究表明,如果及早对孤独症患者进行有效的视听觉训练,可以极大地改善他们听而不闻、视而不见的症状,可使其学习和生存,以及劳动和适应社会能力得到提高。

为了使本书能以最新、最全面、最实用的面貌呈现在读者面前,作者倾注了大量的心力。所有参加撰写本书的作者,都是多年从事孤独症研究和教学工作的医生和教师。他们将在这一领域中长期积累的丰富的临床及教学经验总结出米,得以完成本书。如果没有他们对孤独症患者及其家庭的爱心和社会责任感,就不会有那么多真实的案例。

另外,为了增加本书的实用性,大连万卷科技有限公司为本书开发了专门的配套表格打印软件,读者扫描每个技能项下的二维码,便可方便地打印该技能训练所用的配套表格。

最后,愿孤独症孩子的父母和训练教师能够带着欣赏的眼光走近他们,不断挖掘和培养他们的潜力、天赋,使他们能在大家的帮助下像普通人一样快乐地生活!

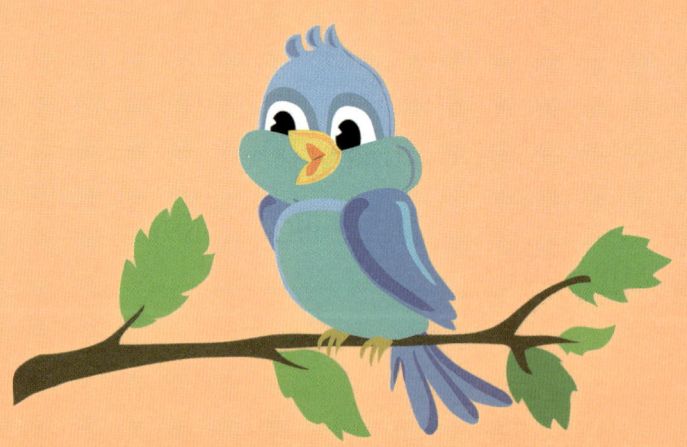

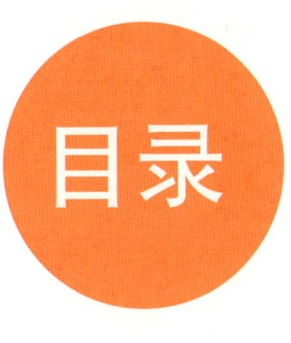

目录

第一章
孤独症患者的视知觉能力及训练方案 / 1

第一节 孤独症患者的视知觉特点 / 2
第二节 孤独症患者视知觉能力训练方法 / 5

第二章
孤独症患者视觉空间训练案例 / 7

第三章
视觉空间技能基础训练项目 / 14

01 相同的物品配对 / 15
02 相同的图片配对 / 19
03 物与图、图与物配对 / 23
04 相同或相似的动作配对 / 27
05 相同的颜色配对 / 31
06 相同的字母配对 / 35
07 相同的数字配对 / 39
08 相同的形状配对 / 43
09 大写字母和小写字母配对 / 47
10 同属性的不同物品配对 / 51
11 同属性的不同物品图片配对 / 55
12 不同的图与物的配对 / 59
13 相同或相似物品分类 / 63
14 根据颜色给物品分类 / 67
15 根据尺寸给物品分类 / 71
16 相似图片分类 / 75
17 根据颜色分类图片 / 79
18 根据尺寸分类图片 / 83
19 根据类别分类图片 / 87
20 拼图 / 91
21 形状箱 / 96

第四章
视觉空间技能初级训练项目 / 99

01 按要求排列物品 / 100
02 按照示范搭积木 / 104
03 按照规律扩展序列 / 108
04 将搭好的积木与相应图片进行配对 / 113
05 匹配相关联的物品 / 118
06 迷宫游戏 / 123
07 复杂拼图 / 126
08 根据功能分类物品 / 图片 / 131
09 哪个不是同类 / 135

第五章
视觉空间技能中级训练项目 / 139

01 根据故事情节排列图片 / 140
02 按照日常活动顺序排列图片 / 144
03 按照社会场景排列图片 / 147
04 按照图片搭积木 / 150

05 拧松/拧紧罐子、瓶盖、螺丝和螺母 / 154

06 根据颜色和形状串珠 / 158

第六章
视觉空间技能高级训练项目 / 161

01 密码锁 / 162

02 矩阵推理 / 166

03 找出相似图标 / 170

04 找字符 / 173

05 视觉想象 / 176

第一章

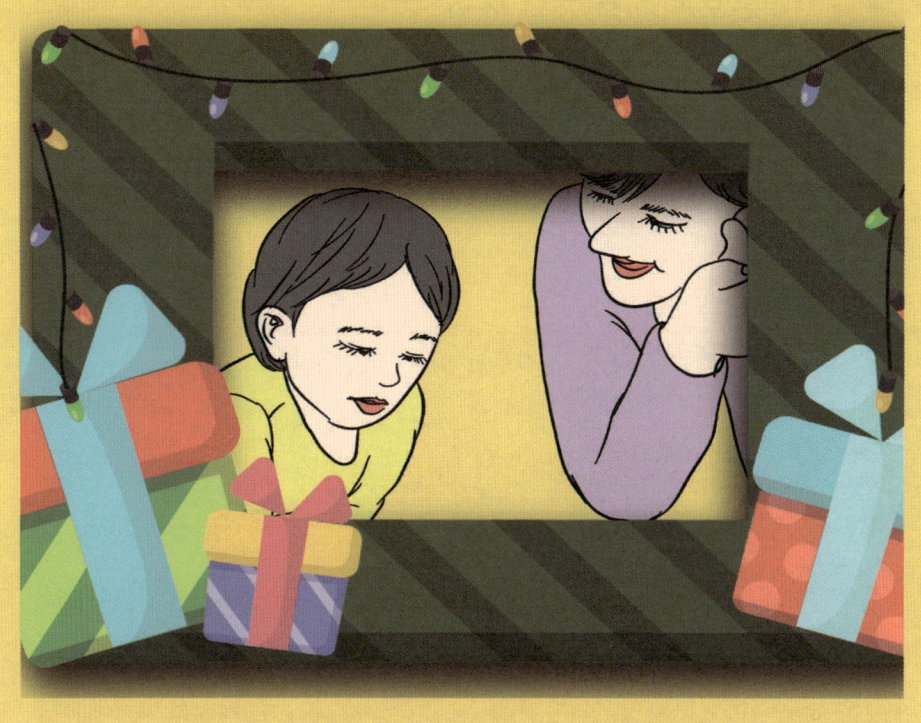

孤独症患者的视知觉能力及训练方案

视觉空间训练流程解析

第一节 孤独症患者的视知觉特点

2. 面孔识别能力较弱

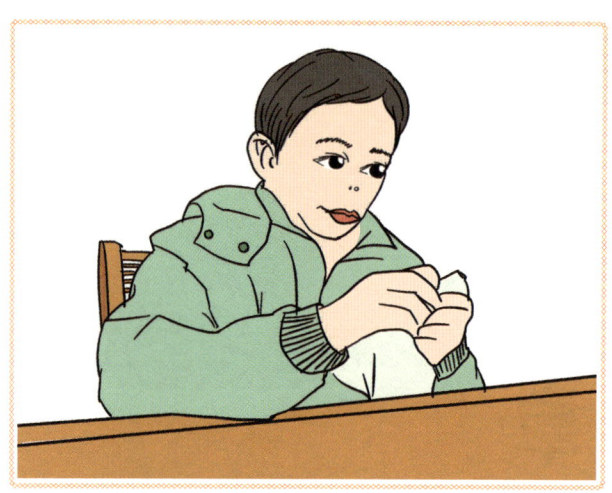

一、孤独症患者的视知觉特点

1. 目光接触异常

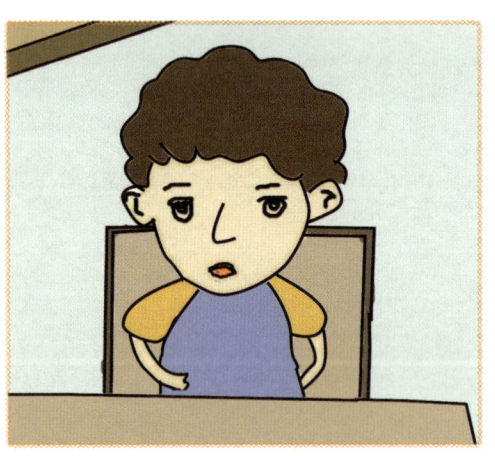

3. 视觉优先

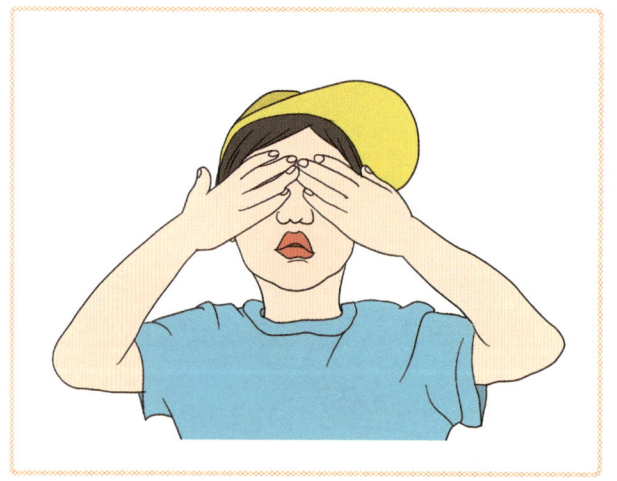

二、孤独症患者的注意力特点

对于孤独症患者感兴趣的事物和活动,他们能在长时间里保持集中的注意力,持续的时间之长通常让人吃惊,但是他们注意的范围很狭窄。

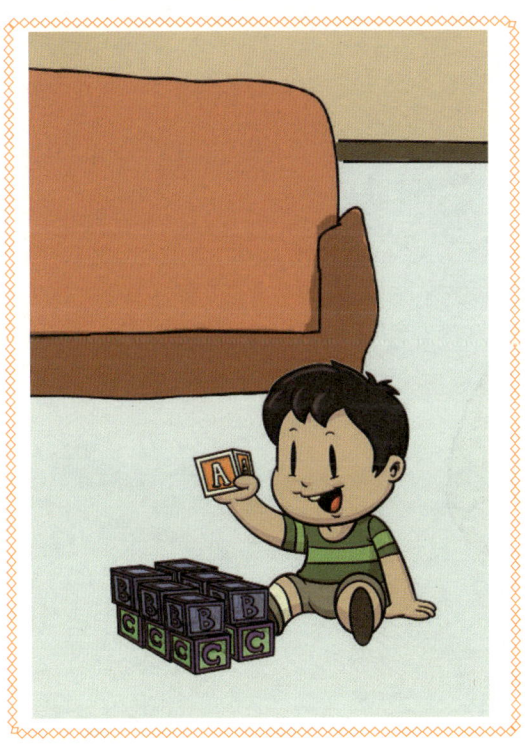

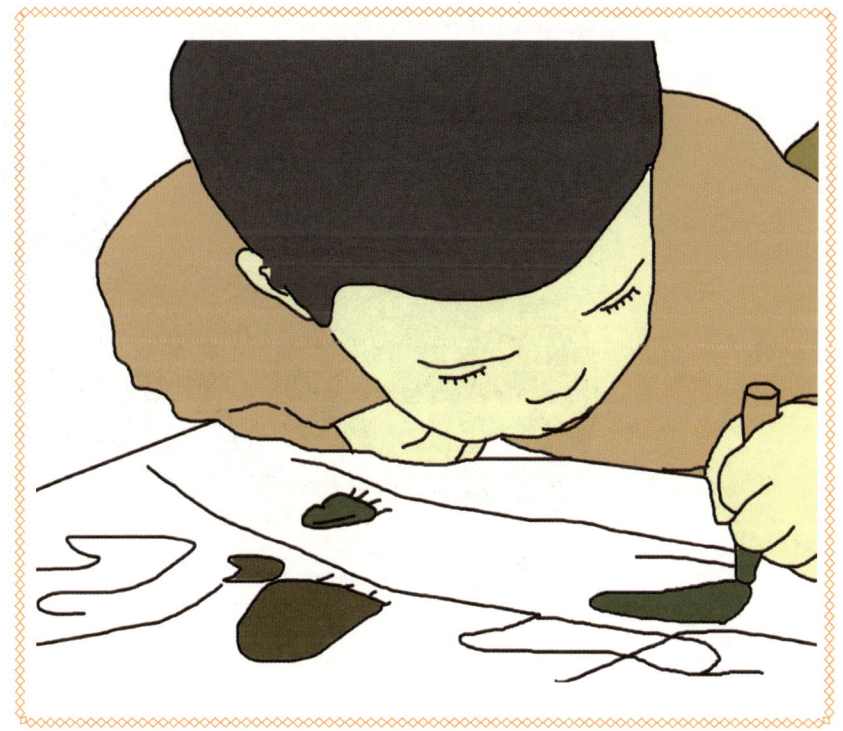

三、孤独症患者的观察力特点

观察是按照一定的目的进行的有组织的比较持久的知觉。它以感知觉为基础，也有思维的积极参与。观察力作为一种认知能力，是人们认识客观世界和社会生活的途径，是智力的重要组成部分。在对事物、环境、人以及社会关系的认识上，观察力发挥着巨大的作用。

孤独症患者的视觉观察能力严重受损，尤其在对人的脸部、动作等方面的观察存在缺陷。

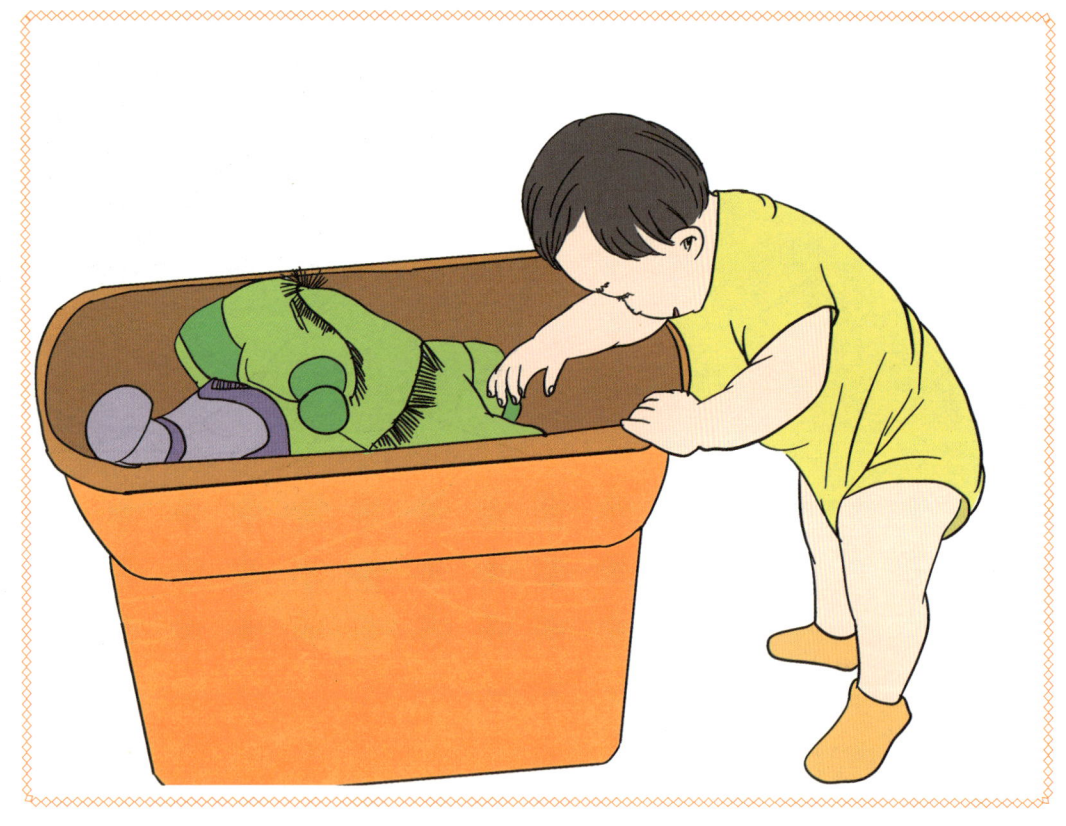

第二节 孤独症患者视知觉能力训练方法

视知觉能力是一种将到达眼睛的可见光信息进行分析解析，并利用其来计划或行动的能力。它不仅包含着知觉的复杂过程，同时也是一种需要经过一番发展才能获得的能力。视觉能力的发展是以身体整体能力的发展为前提，也是外界信息传递到大脑的重要途径，因此对孩子的生长发育至关重要。

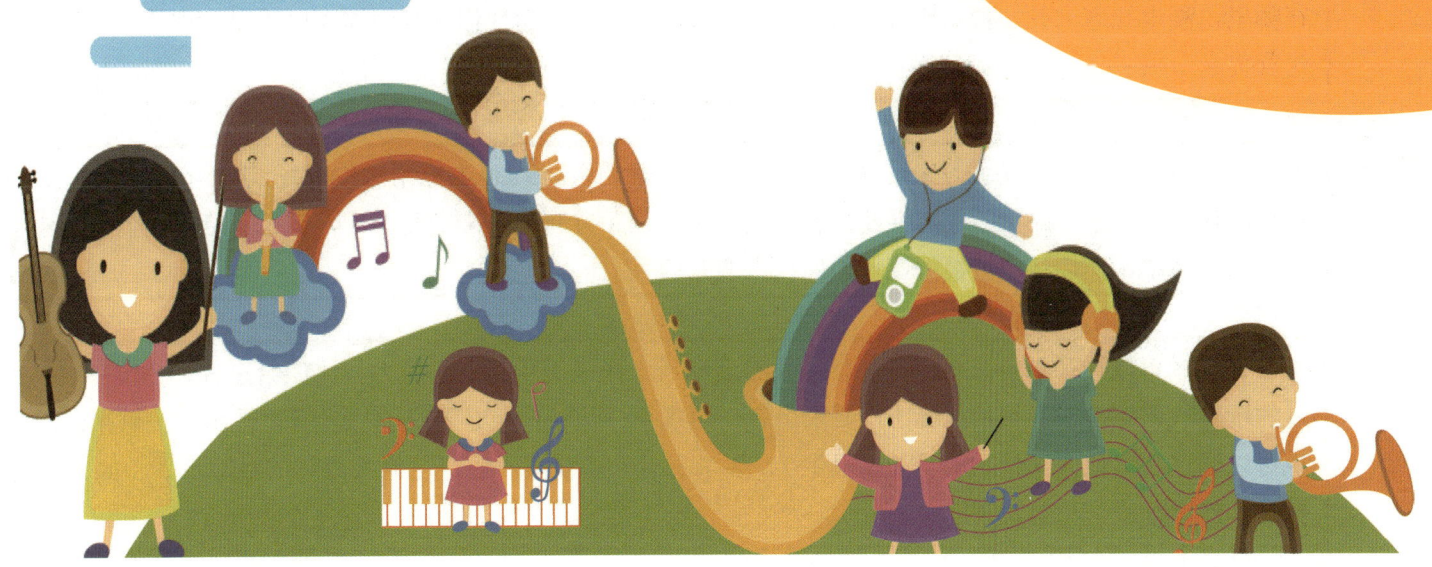

视觉空间训练流程解析

一、孤独症患者的注意力训练方法

注意力训练方法 → 游戏法 → 生活训练法 → 其他方法

二、孤独症患者注意力的活动设计

活动设计

- **活动一**：训练者选择一些生活常用品或食物让孤独症患者观察，等他们观察完后，要他们说出事物的特征。一般患者说不出多少特征，这时训练者要求患者再观察。患者如果还是不能完成任务，训练者可以辅之言语提示或手势提示。观察对象最好先是实物，然后是图片

- **活动二**：要求患者在放松的情况下，按某一恐怖或焦虑的等级层次进行脱敏治疗

- **活动三**：训练者可以从训练孤独症患者认识周围环境入手来培养其观察能力。先让他们认识家里的布置和物品的摆放。例如先让患者仔细观察一下客厅，然后依次询问患者家具或小物品的位置，比如电视机在哪里，哪里挂着大钟，窗上挂着什么，桌子上面有什么等。当他们回答问题有困难时，训练者可以进行提示

- **活动四**：训练者可以通过认路练习来培养孤独症患者的观察能力。例如，去家附近的商场购物，在去的路上，训练者让患者观察一路上的标志性建筑和标记以及路径和方向等；来到商场后，训练者给出他们要买的东西的清单，然后让患者根据商场的标记去取东西

- **活动五**：训练者可以让孤独症患者通过观察他人的活动或工作来培养其观察能力。比如给患者一个没有玩过的玩具，训练者在旁边示范玩法，要求患者一边观察一边模仿，必要时训练者可以提示和提供帮助；也可以通过观察他人其他活动（如搞卫生），要求患者一边观察一边口述他人具体的活动步骤（如先洗抹布，然后拧干，再抹桌子等）

第二章

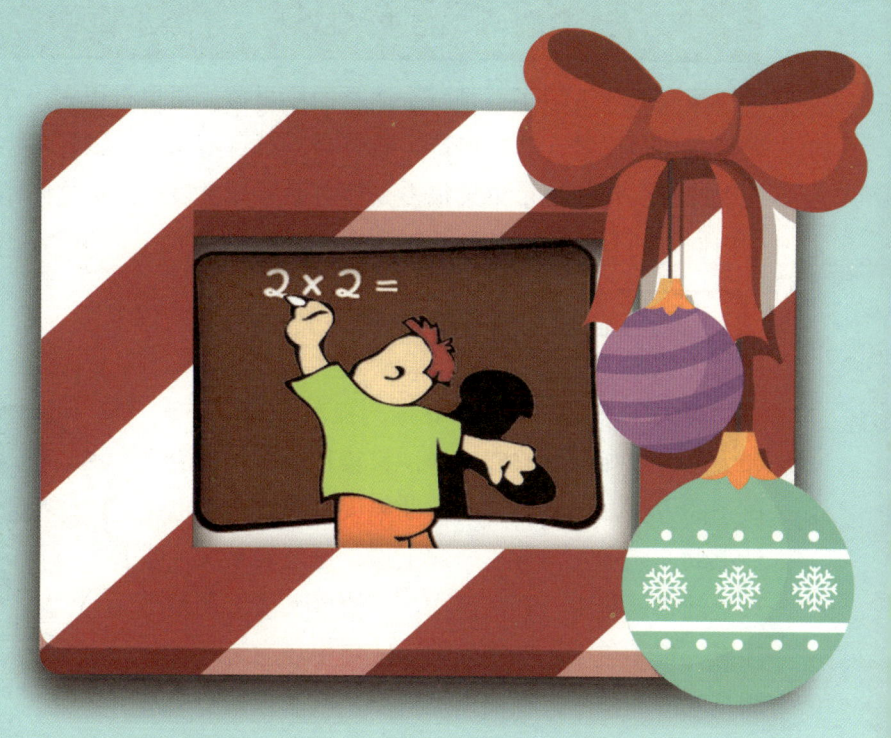

孤独症患者视觉空间训练案例

视觉空间训练流程解析

案例1 提高果果的注意力

果果今年5岁了，是一个清秀的小男孩。果果有语言，在2岁时表现得还很聪慧，儿歌唐诗一教就会，过目不忘，会识好多字。这些表现却让父母忽视了果果很多其他方面的异常表现，把这归结为孩子的内向。而且，平时繁忙的工作也让家长忽视了孩子的成长。

行为描述

果果4岁的时候，被诊断为孤独症。后来就和大部分的孤独症家庭一样，家长不停地寻找治疗孩子的方法，想尽办法去帮助果果融入社会，也让他上幼儿园和正常孩子一起上课，可是果果除了感兴趣的事能集中一会注意力，其他事上依然表现出注意力很不集中，在幼儿园无法集中注意力听讲和跟从老师的指令；社交依然很差，不愿和小朋友玩，不高兴时尖叫，屡教不改。

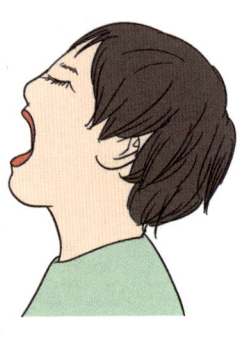

训练内容与方法

1. 集中注意力，以一个大概念来讲，对于孤独症儿童来讲太难了。两个方向是相对容易让孩子提高注意力的：①就像"行为描述"里写的，从孩子"感兴趣的事"着手；②养成习惯的事——大家都知道孤独症儿童很容易刻板，而且会固执于刻板；但刻板被好好利用的时候，就可以使坏事变好事。比如孩子习惯了"一对一"的训练，使得训练成为某种他生活中的"刻板"，孩子在训练过程中的注意力就会不错。其他生活方面，则不能只讲注意力了，只能把一件一件事拆开来，每一件单个地去找吸引孩子注意力的办法。

2. 跟从指令和注意力有某种联系，但不是一个问题。跟从指令要服从几个条件：①孩子有没有听到指令——这个和注意力相关；②孩子能不能听懂指令（要知道同一个指令说法不一样，孩子就有可能不明白）；比如"给我一个苹果"和"拿一个苹果给我"，如果一直是给前一个指令，突然之间跟孩子讲后一个指令，他不一定会明白；③孩子是不是愿意服从指令——服从指令的习惯也是要慢慢培养的，同时这一条受到很多因素的影响。

为了提高果果的注意力，老师先找到果果喜欢的玩具；因为果果喜欢儿歌和唐诗，老师就播放给他听，当听到指定的一个或者多个词语时就点击相应的图片；或者听完儿歌后回答相应的问题。如，听儿歌《小兔子乖乖》，听到"小兔子"三个字时就按"小兔子"的图标按钮。此外，老师给果果播放汽车"喇叭"的声音，同时出现"飞机、汽车、自行车"的图案，让果果选择听到了那种声音，用鼠标点击相应的图片。每次选对后给予社会性奖励。此外等果果每次都能选对后，逐渐增加难度。给果果播放三种不同的声音，让他按照先后顺序依次选择正确答案。如，依次播放"鸡、狗、猫"的叫声，然后出示"羊、牛、猫、狗、鸡"五种动物的图片，让果果按照听到动物叫声的顺序依次选择相应的图片。通过逐步增加难度的听觉注意力游戏训练，果果的注意力明显提高了。

案例2 恬恬的配对游戏力

恬恬是一个5岁的孤独症女孩。

行为描述

恬恬的视觉很飘移，又很情绪化，常规意识也较差，同时认知、理解水平也处于初级阶段。要想提高注意力，首先要解决的就是视觉问题，而且视觉要贯穿于训练始终。

训练内容与方法

老师与恬恬面对面坐在地板上，由一对实物苹果开始，前3个回合让孩子对"一样的"有初步理解，每次发指令之前老师都叫一遍她的名字引起她的注意，再把视觉由对视引到物品上，等孩子拿到物品放到老师手里，再让她手背后看两个"一样的"物品。有了常规意识后老师把物品增至3对。每对物品放在一起让恬恬听指令拿"一样的"，之后就把物品摆乱，再让她听指令从多个物品中选择一样的。在这个过程中训练了孩子的常规意识，每次都是听到指令后拿，寻找一样的物品，由老师手势的引导到眼神的提示再到孩子主动地运用视觉，每次孩子做对后都给予精神奖励，错了也不责怪只是再来一次。孩子自信心有所增强，又在奖励中得到调节，情绪逐渐地好转，波动的频率也降低了。

由实物到图片，一旦学会了用视觉找"一样的"，孩子学习的速度也变快了，由10对图卡到20对图卡，恬恬听指令拿"一样的"，到自己拿20张图卡逐一放到"一样的"上面，她的视觉观摩、广度、视觉寻视及做事的持续性都有了提高。现在听到她妈妈说孩子在与别人说话时有了目光对视，让她做什么事情也乐意干了，对她的训练感到轻松多了，她做事情能知道先看后做了。

案例3 松松的视觉刺激

松松是一个3岁的男孩，只看转动的玩具，对其他玩具视而不见。

行为描述

松松在课堂上需要完成3项任务，分别是认知蔬菜卡片、卡片与卡片的配对、发音练习。每次完成任务之后给予强化物（玩具）时，松松会将强化物放在双手上前后搓转。

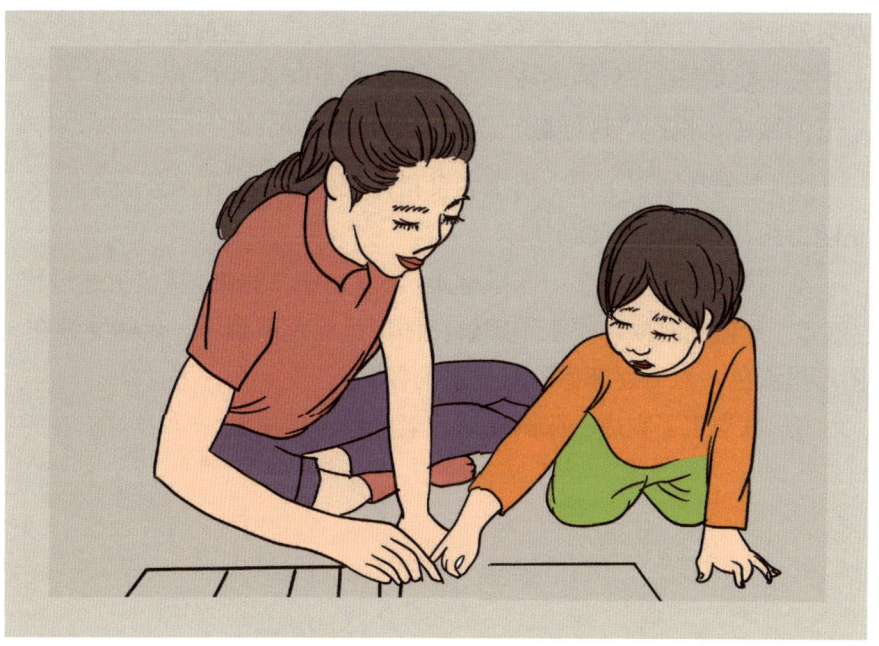

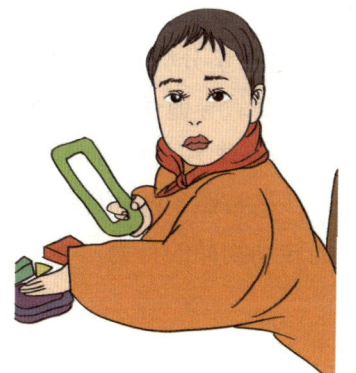

视觉空间训练流程解析

行为分析

老师对松松的这种行为进行了分析，假设松松转玩具等行为的前提是强化物可转动，其强化物是视觉的刺激。为了验证这一假说，当松松完成任务时，老师会给予其玩具奖励，他依旧是看转动的玩具。当老师把玩具换成不可转动的，整个个训课松松都不会看转动的玩具。由此可以推断出视觉刺激是松松转动玩具的强化物。

训练内容与方法

1. 减少呈现可转动的玩具，或直接给予饼干等奖励，减少出现视觉刺激的频率。
2. 拓展松松的强化物，老师给予一些有听觉刺激的玩具，当其能很好地完成一项任务时，呈现较为欢乐的儿歌、声光玩具等；或给予社会性奖励，如拥抱、击掌、亲吻；增加触觉刺激，如按摩球按摩、触觉小游戏等。
3. 进一步分析，当松松遇到一个新的玩具时，不能正确地玩玩具，所以老师要教导他学会功能性的玩具。
4. 家长要积极配合老师，在生活中及时制止松松此种视觉刺激行为，严格按照老师的建议执行，则会减少松松这种因为视觉刺激而出现的转动物品的行为。

案例4 丁丁的涂色训练

丁丁是一个3岁的孤独症男孩。目前不会涂色，老师想训练其在界限内进行涂色。

训练过程

1. 老师使用尺子，在一张纸上画出两个相同的圆形或正方形的轮廓，轮廓颜色比较重，是清晰可见的。然后把已经画好的一张纸和两只油画棒（3岁的孩子还不会握笔！）放到丁丁面前的桌子上。
2. 老师拿着一只油画棒，在一个图形里随意画几笔，给丁丁另一只油画棒，说："这样做。"
3. 老师帮助丁丁用大拇指和食指握住油画棒，在另外一个图形里随意画几笔，然后奖励他。
4. 接下来老师把第一张纸拿走，再拿出第二张纸，重复上述过程。
5. 开始的时候，丁丁不理解在图形里涂色的意思。老师继续在图形里涂色，然后逐渐撤除对他手的控制。
6. 每当丁丁完成一张画以后，老师就给他奖励。

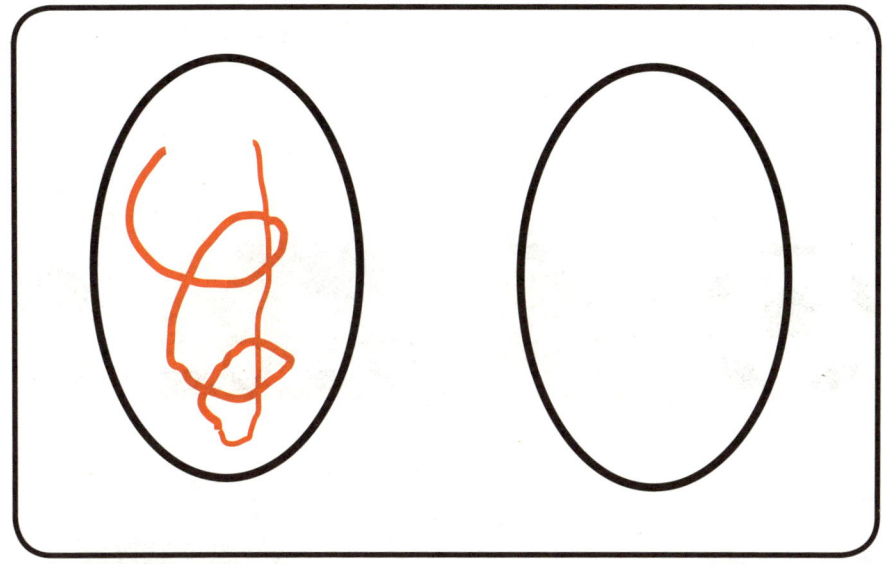

案例5　丽丽画圆圈

丽丽是一个5岁的孤独症女孩。目前不会画圆圈，老师要训练她用彩笔连线画图的技能。

训练过程

1. 老师在每张纸上画一幅简单的画，在每幅画里，图形是一个重要的组成部分。使用尺子画图形，但圆形只用铅笔点一系列的点。
2. 老师给丽丽一支彩笔和一张图画，让她先说出图画上物品的名称，然后问她缺少了什么，并引导她把点连接起来，画出一个圆形。
3. 随着丽丽理解了让她做什么，老师逐渐减少对她的辅助。
4. 随着她技能的提高，每个圆形上的点越来越少，每个点的颜色也越来越浅，最终不给她用点标明圆形轮廓，只给她一个已经画过多次物品的画，看一看她能否看到哪里有圆形，并且不需要辅助就能完成这个圆形。

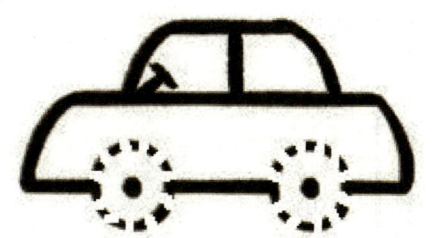 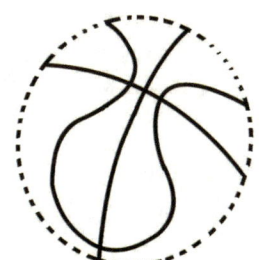

案例6　浩浩画水平线

浩浩是一个4岁的孤独症男孩。老师要训练他画水平线的能力。

训练过程

1. 老师拿出一张纸，在纸上画5个或6个点，点与点之间的距离大约为2厘米。
2. 老师拿着浩浩的手，让他握住一支笔，辅助他把笔尖放到每一个左边的点上，并说："连线。"

3. 引导他的手用笔把左边点和右边点连接起来。

4. 重复以上过程，随着他开始自己画 2 个点之间的线，老师逐渐减少对他的辅助。

5. 当浩浩能够在距离 2 厘米的 2 个点之间画一条比较直的线后，逐渐增加两点之间的距离，使点的颜色也越来越浅。

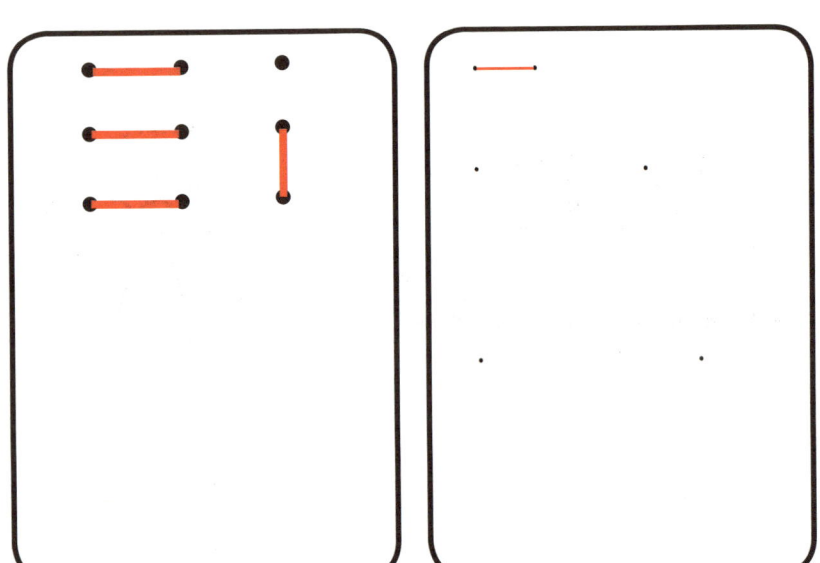

案例 7 明明的按功能、特征、类别取物训练

明明是一个 4 岁的孤独症男孩，老师要训练他按功能、特征、类别拿东西的能力。

训练过程

1. 老师把一组图片放到明明面前的桌子上，告诉他拿"可以吃的"或"用来洗澡的"的。例如，在桌子上放球、苹果、玩具卡车、肥皂盒、毛巾、勺子、筷子、脸盆的图片，说："给我洗澡时用的东西。"

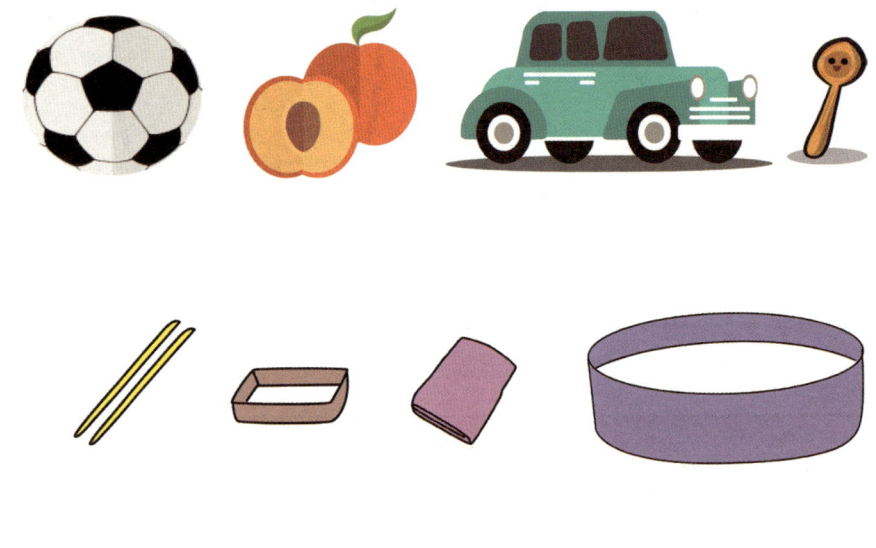

2. 当他给出洗脸盆的图片，而没有给相关的其他物品时，就要重新吸引他的注意力到图片上问："洗澡时还用什么东西？"如果他不能找到另外一个正确的图片，老师就会给他一些语言提示，说："毛巾是洗澡时用的。"

3. 在训练过程中，老师会尽量把类别扩大，但是一定要清楚地描述。可以应用玩具、食物、动物等，一定要保证是明明熟悉的类别。

4. 当明明理解了这个过程，老师便引进一些他不怎么熟悉的图片，但是它们属于某种已提到的类别，用这种方式可以增加他的词汇量。

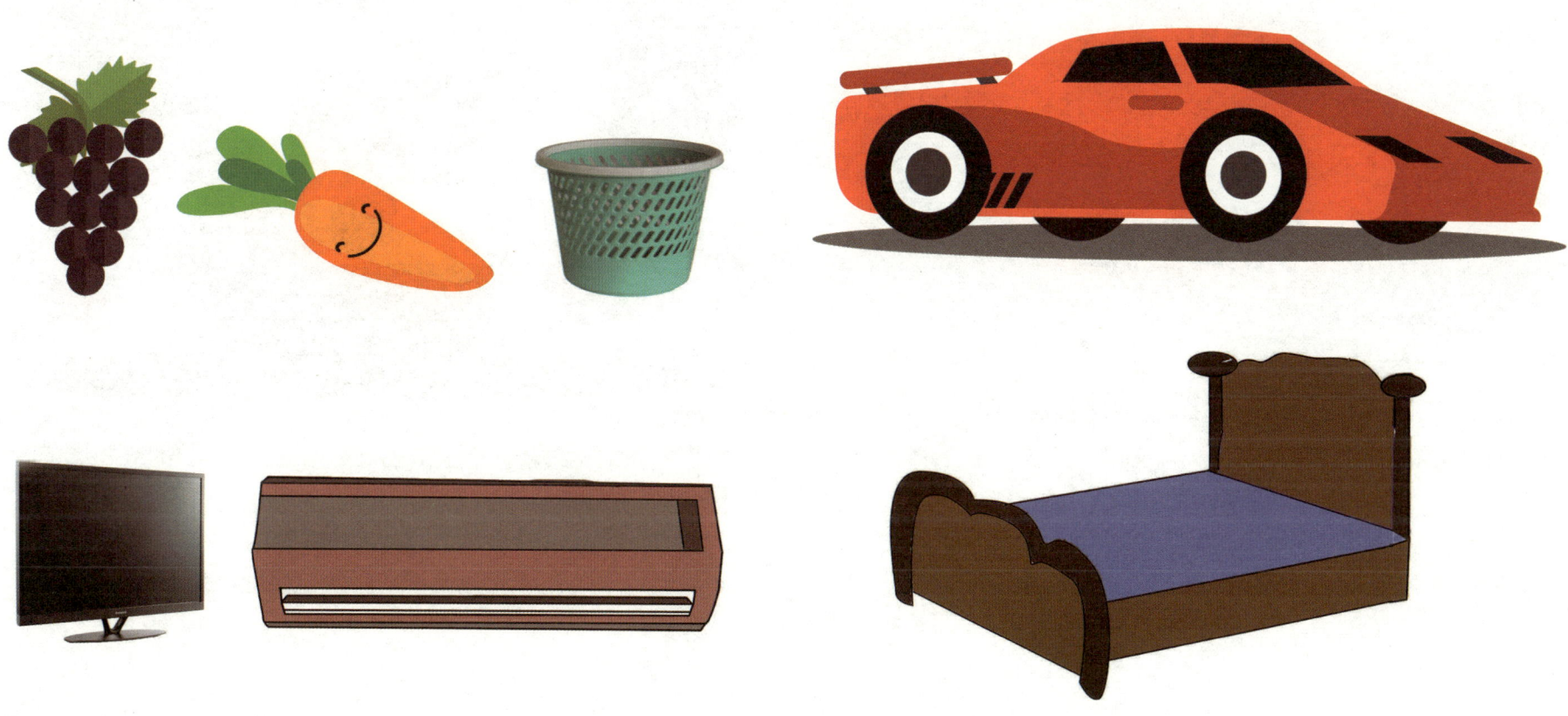

第三章

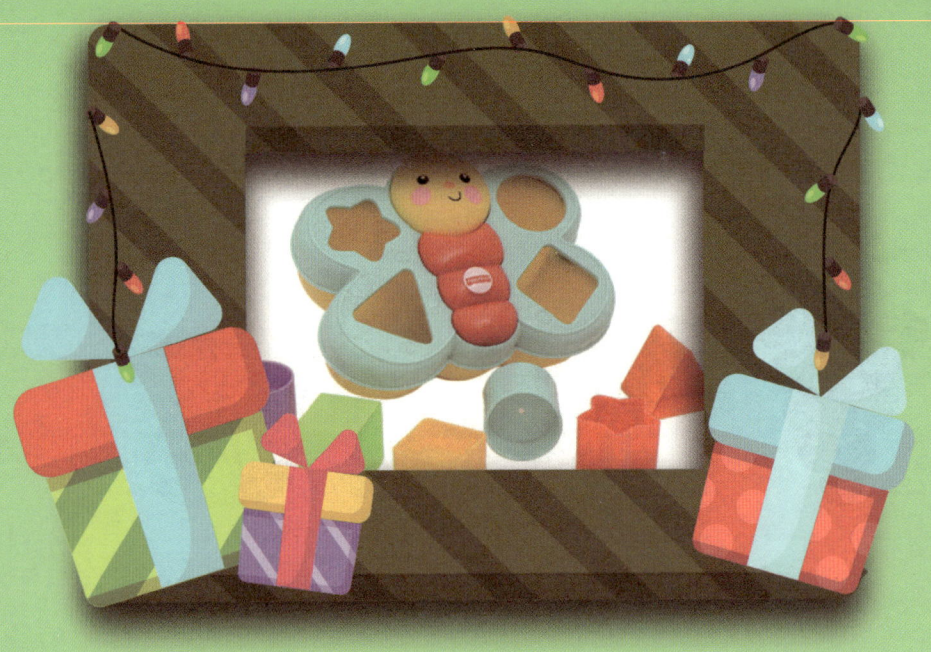

视觉空间技能基础训练项目

第三章 视觉空间技能基础训练项目

01 相同的物品配对

该技能的训练目的是，患者能够给物品找到合适的搭档。通过该技能的训练，患者应该能达到这样一种水平，即：展示给患者属性相似的1～4个物品，然后给患者一个物品让他们配对此范围的另一个物品，并说"配对"，患者能够正确配对。需要注意的是，确保患者已经能够娴熟地抓起物品，把它放置到另一个位置。此项技能的重点是配对，而非语言的掌握。所以要使用同样的指令比如"配对"，不要通过增加物品来改变指令，比如"配对杯子""配对勺子"等；因为这些指令需要更高级别的语言能力，它们可能分散患者的理解力，影响训练效果。

扫描二维码，打印本技能训练配套表格

视觉空间训练流程解析

教学材料

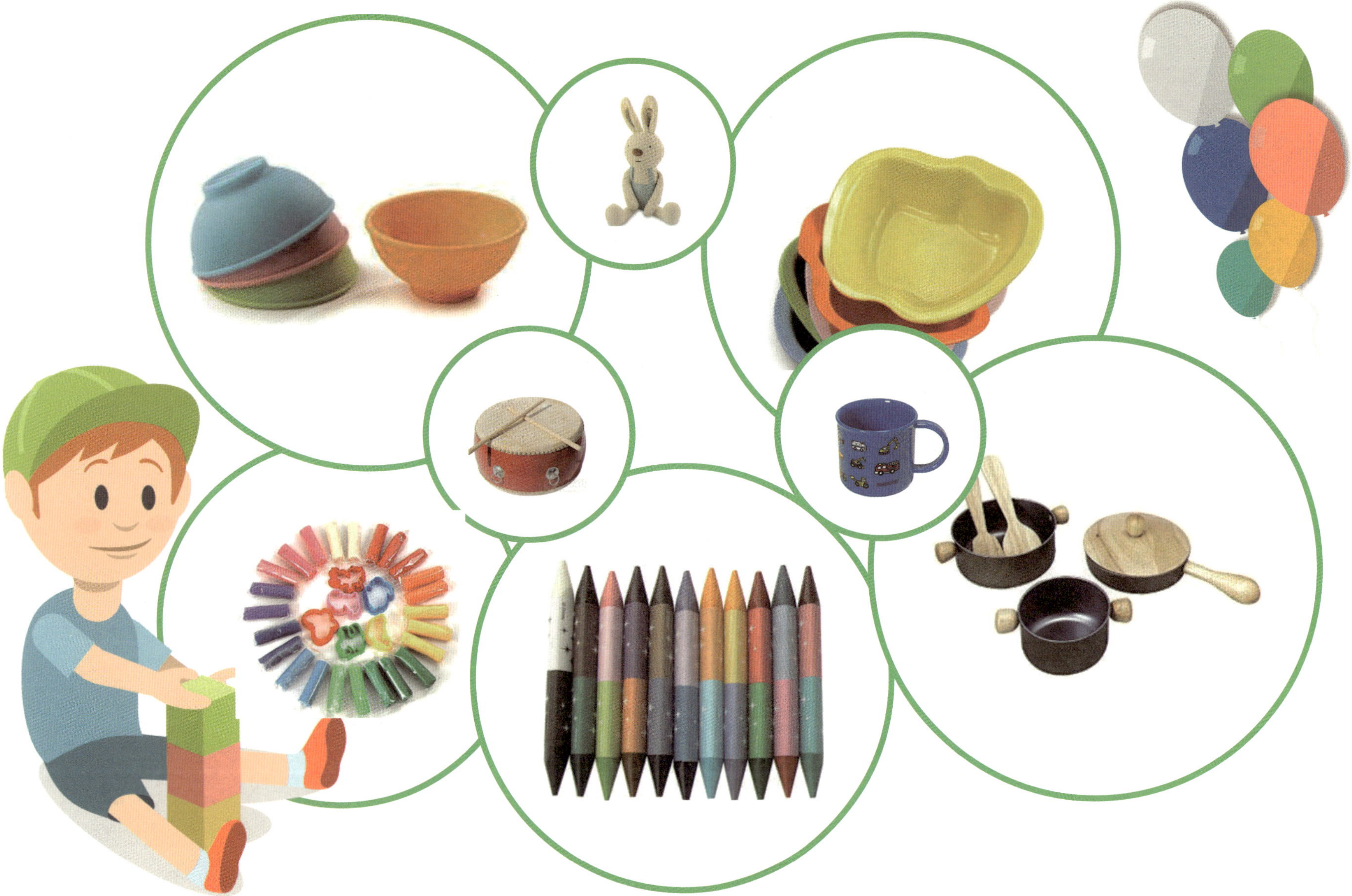

第三章
视觉空间技能基础训练项目

示例 1

相同的积木配对（无干扰项）。

小档案	
训练时长	
辅助情况	

训练方法示例

示例 3

相同的橡皮泥配对（含 2 个干扰项）。

小档案	
训练时长	
辅助情况	

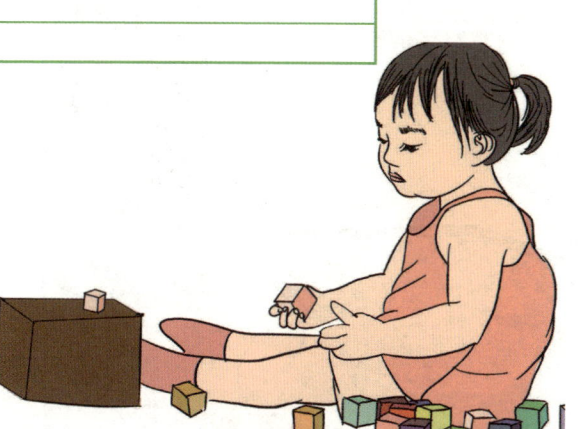

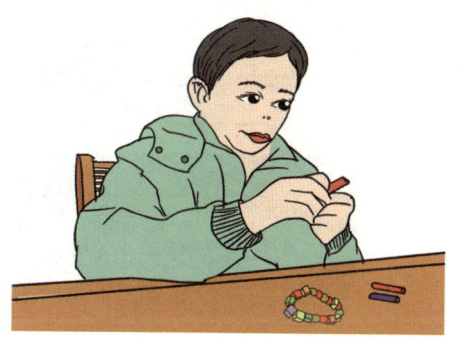

示例 2

相同的碗配对（含 2 个干扰项）。

小档案	
训练时长	
辅助情况	

示例 4

相同的蜡笔配对（含 2 个干扰项）。

小档案	
训练时长	
辅助情况	

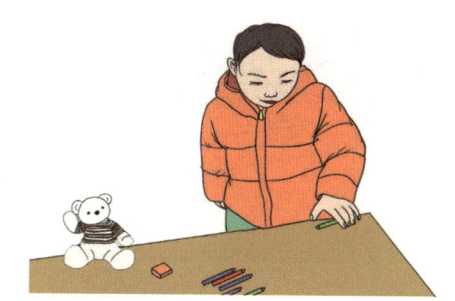

17

泛化到教室

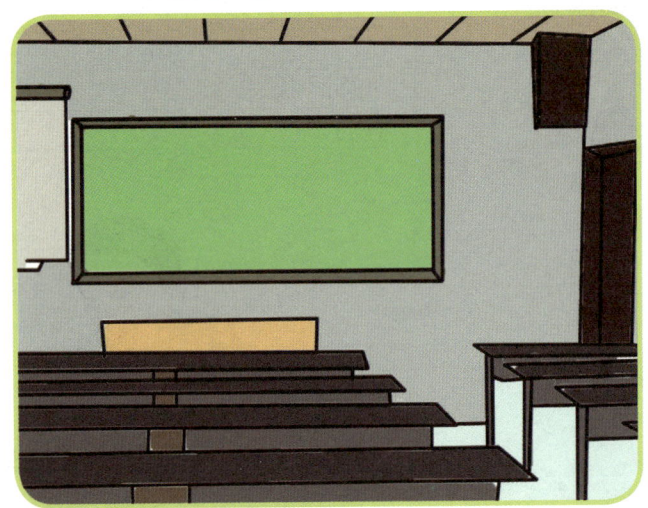

泛化到游乐场

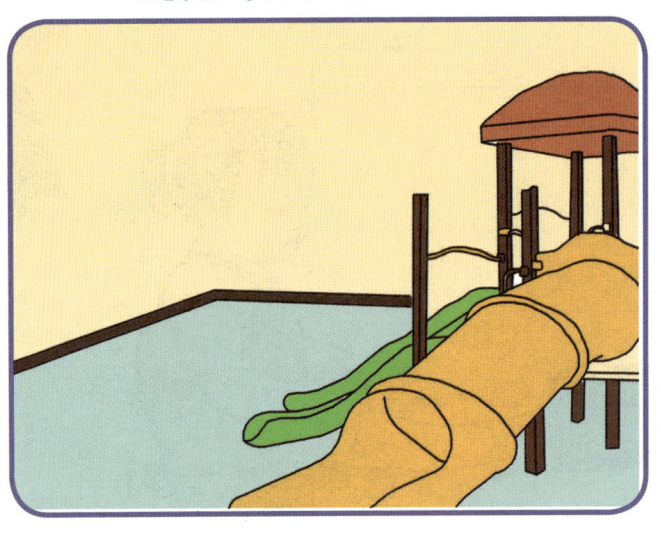

泛化到客厅

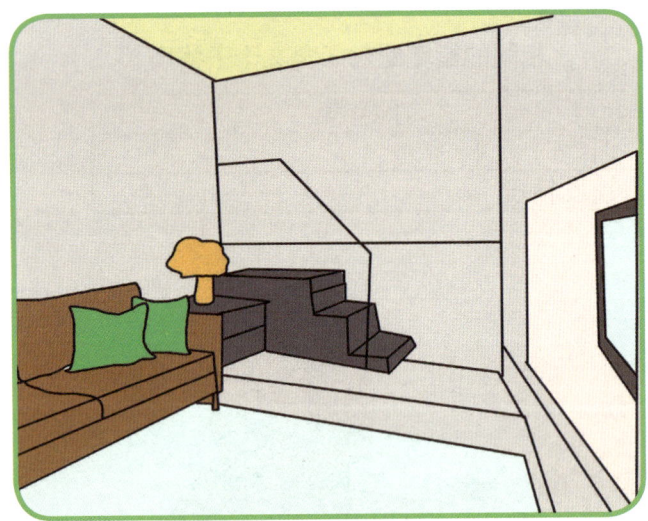

泛化到室外

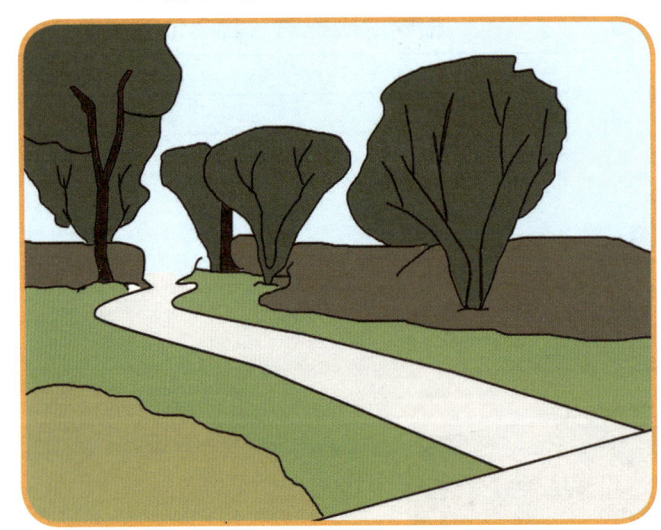

02 相同的图片配对

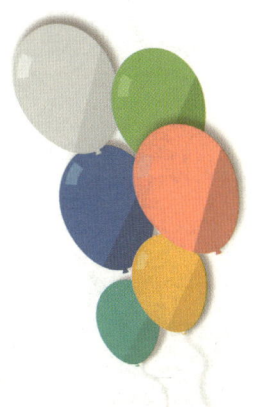

该技能的训练目的是，患者能够给图片找到合适的搭档。通过该技能的训练，患者应该能达到这样一种水平，即：展示给患者1~4张图片，然后给患者一张图片让他配对此范围的另一张图片，并说"配对"，患者能够正确配对。需要注意的是，确保患者已经能够娴熟地抓起物品，把它放置到另一个位置。选择患者经常接触的图片，这样会使得训练更有意义。可以从网络上下载图片，或者用相机拍下患者经常玩耍的物品，并打印出来，这样就形成了属于自己的训练卡片。

扫描二维码，打印本技能训练配套表格

教学材料

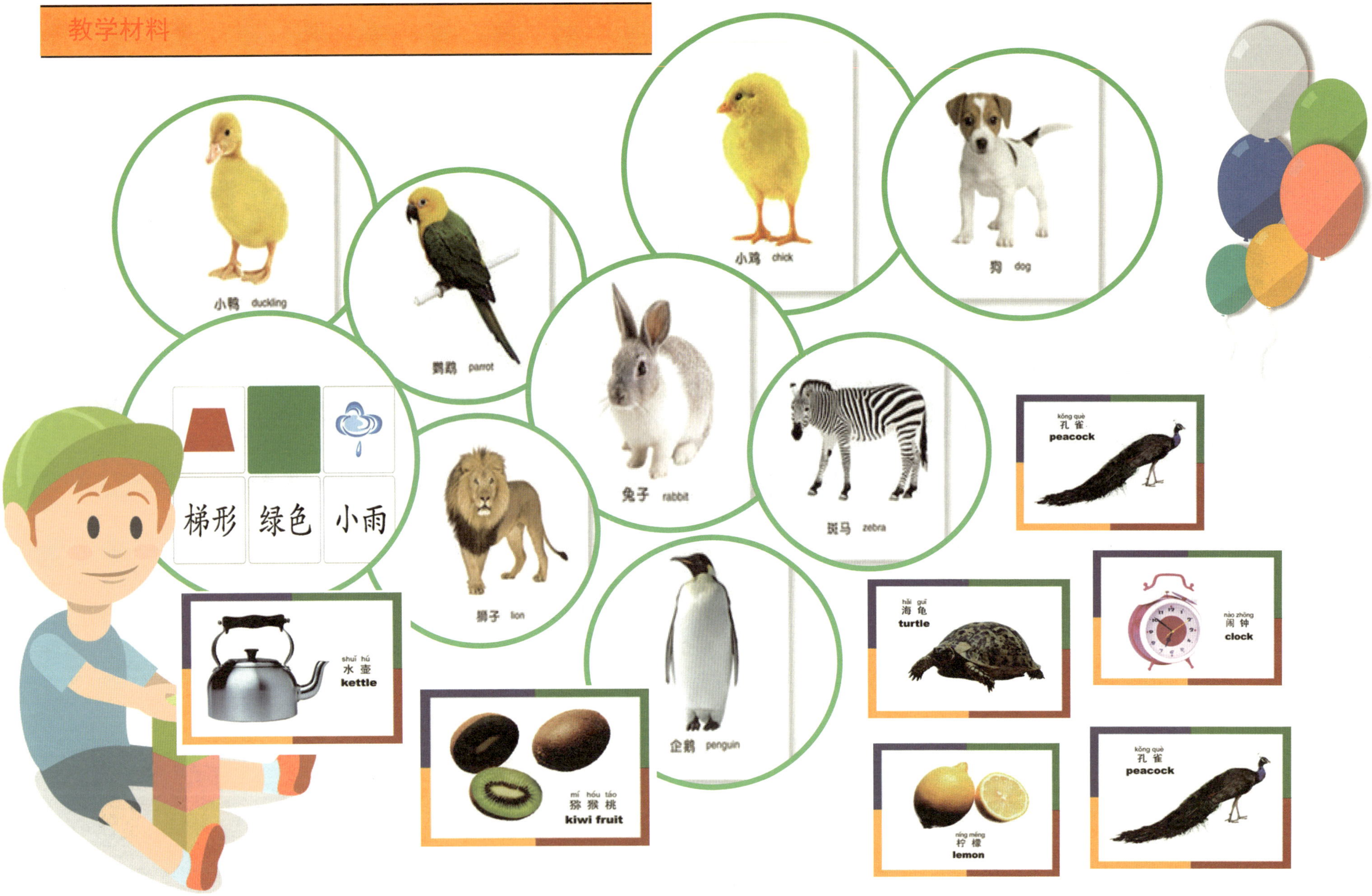
小鸭 duckling
鹦鹉 parrot
小鸡 chick
狗 dog
梯形
绿色
小雨
兔子 rabbit
斑马 zebra
狮子 lion
kǒng què
孔雀
peacock
shuǐ hú
水壶
kettle
企鹅 penguin
hǎi guī
海龟
turtle
nào zhōng
闹钟
clock
mí hóu táo
猕猴桃
kiwi fruit
níng méng
柠檬
lemon
kǒng què
孔雀
peacock

第三章
视觉空间技能基础训练项目

训练方法
示例

示例 1

相同的水壶卡片配对（无干扰项）。

小档案	
训练时长	
辅助情况	

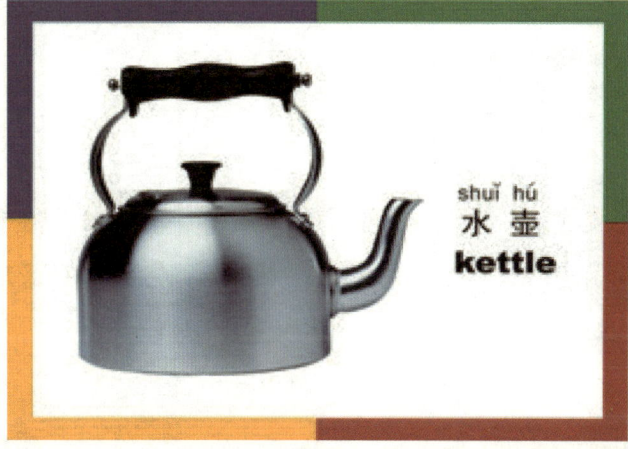

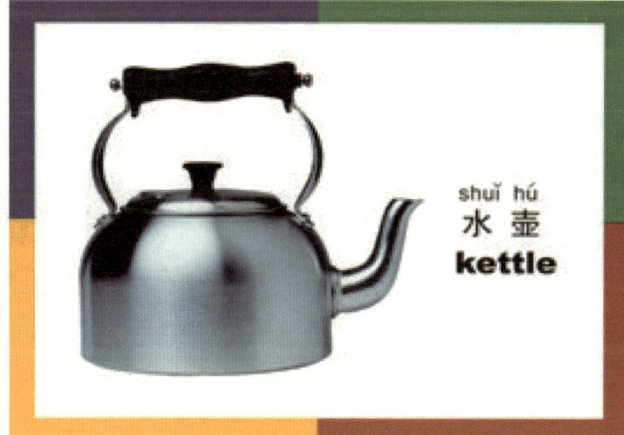

示例 2

相同的汽车卡片配对（含 2 个干扰项）。

小档案	
训练时长	
辅助情况	

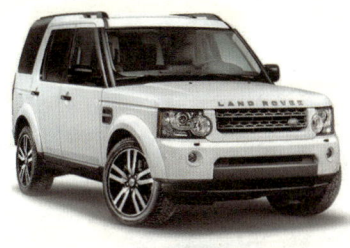
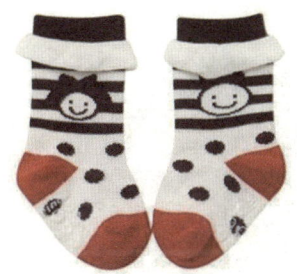
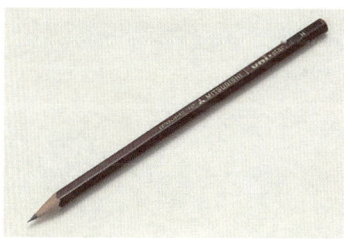
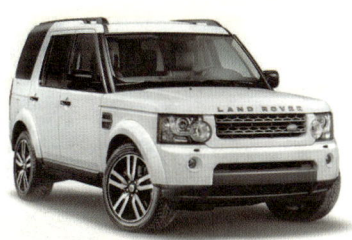

21

视觉空间训练流程解析

示例 2

相同的草莓卡片配对（含 2 个干扰项）。

小档案	
训练时长	
辅助情况	

训练方法示例

示例 4

相同的冰箱图片配对（含 2 个干扰项）。

小档案	
训练时长	
辅助情况	

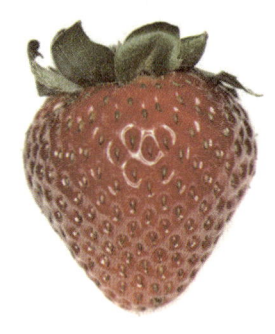
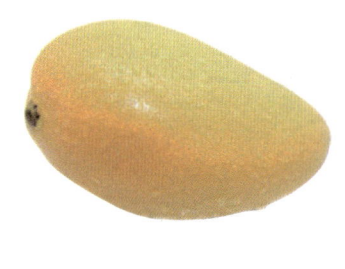
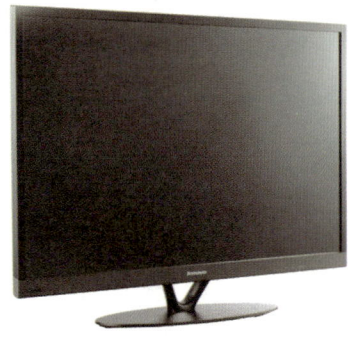
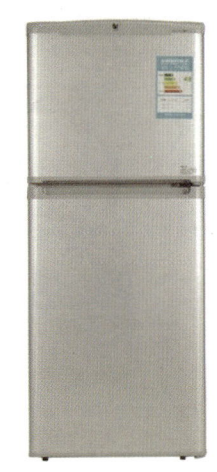
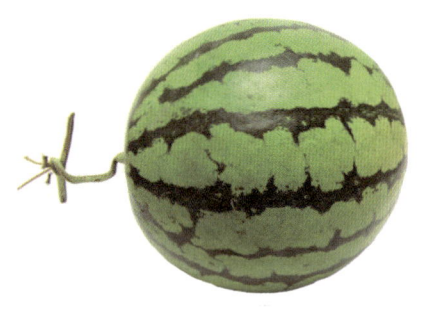
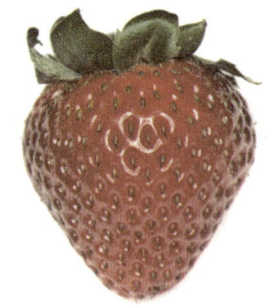
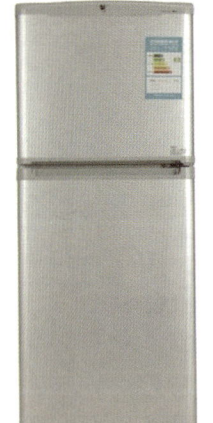
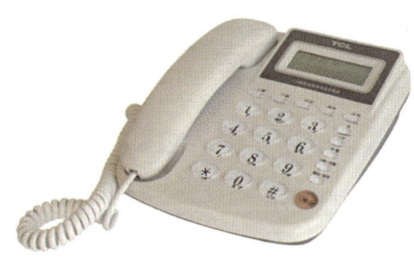

第三章 视觉空间技能基础训练项目

03 物与图、图与物配对

该技能的训练目的是，患者能够正确配对。通过该技能的训练，患者应该能达到这样一种水平，即：展示给患者1～4个物品或图片，然后给患者一个物品或图片让他们进行配对，并说"配对"，患者能够正确匹配物与图，或图与物。需要注意的是，确保患者已经能够娴熟地抓起物品，把它放置到另一个位置。选择患者经常接触的图片，这样会使得训练更有意义。可以从网络上下载图片，或者用相机拍下患者经常玩耍的物品，打印出来，这样就形成了属于自己的训练卡片。

扫描二维码，打印本技能训练配套表格

视觉空间训练流程解析

教学材料

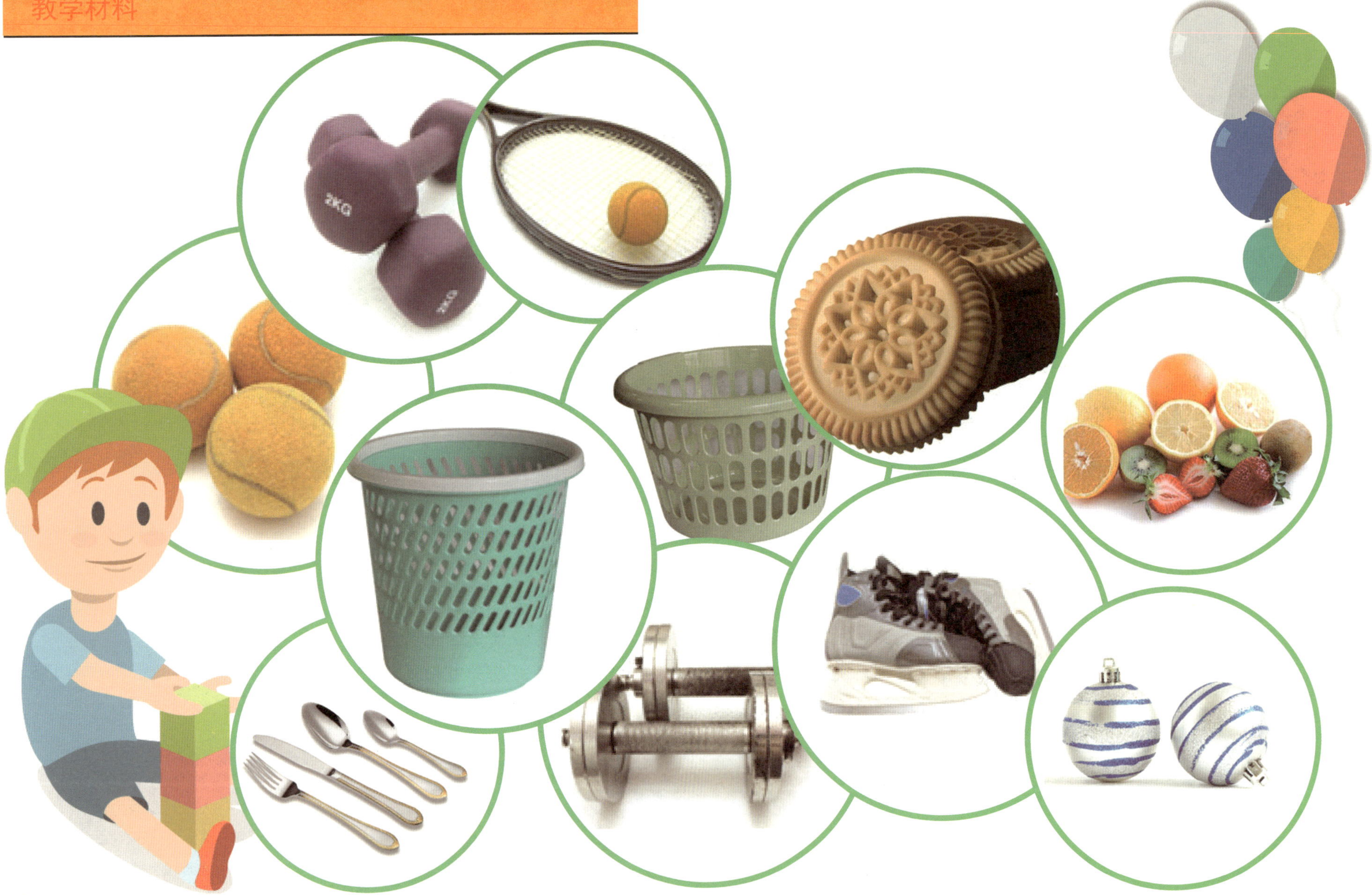

第三章
视觉空间技能基础训练项目

训练方法示例

示例 1

给实物苹果与图片苹果配对（无干扰项）。

小档案	
训练时长	
辅助情况	

示例 2

给实物勺子与图片勺子配对（含 2 个干扰项）。

小档案	
训练时长	
辅助情况	

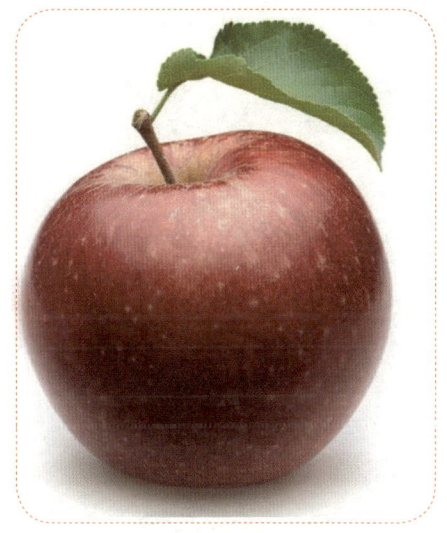

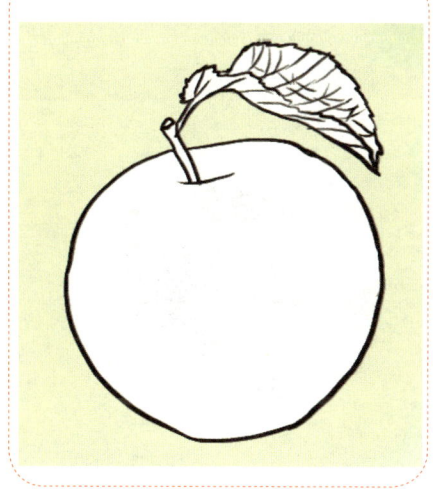

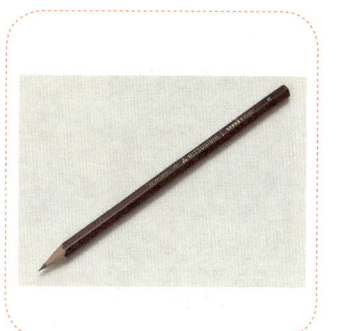

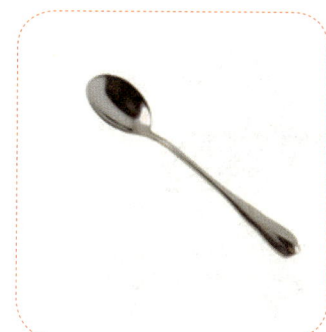

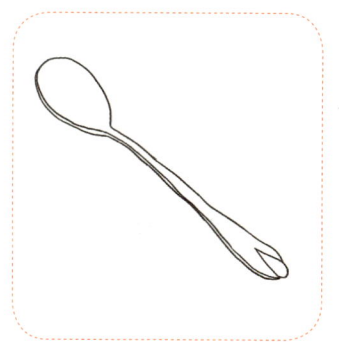

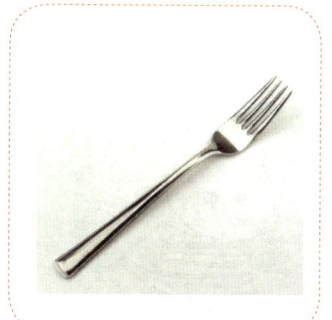

视觉空间训练流程解析

训练方法示例

示例 3

给实物玩具熊与图片玩具熊配对（含 2 个干扰项）。

小档案	
训练时长	
辅助情况	

示例 4

给实物饼干与图片饼干配对（含 2 个干扰项）。

小档案	
训练时长	
辅助情况	

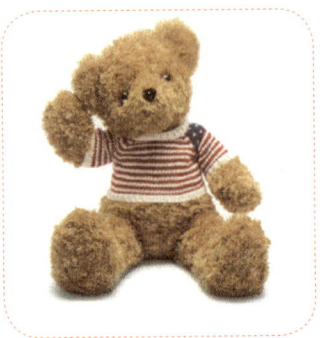
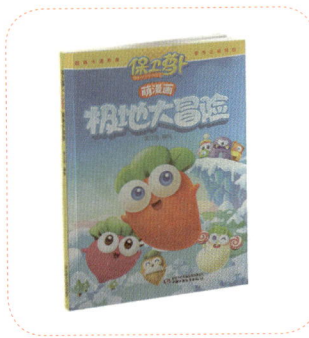
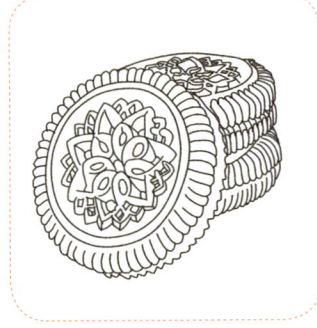
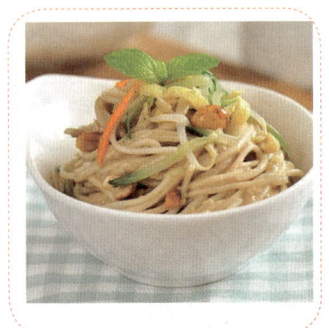
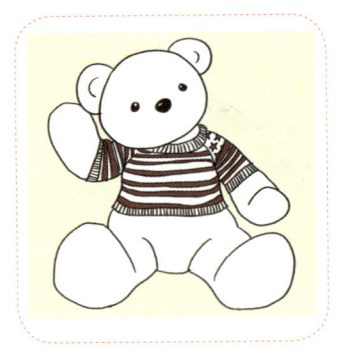
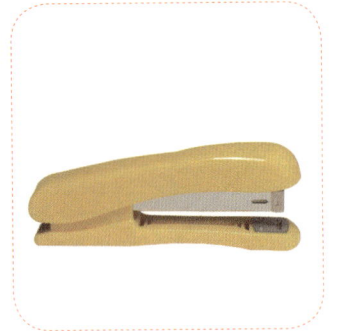
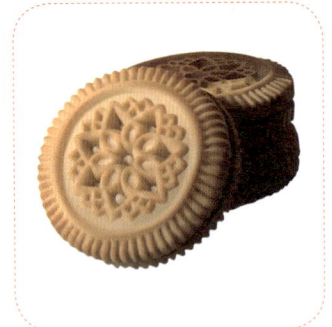
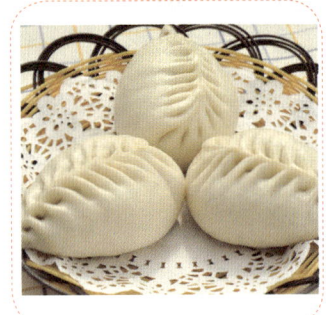

04 相同或相似的动作配对

该技能的训练目的是，患者能够正确配对。通过该技能的训练，患者应该能达到这样一种水平，即：展示给患者 1～4 张不同动作的卡片，指出一张卡片让他们进行配对，并说"配对"，患者能够正确配对相同或相似动作。此项技能的重点是配对，而非语言的掌握。之所以要使用同样的指令比如"配对"，不要通过增加动作来改变指令，比如"配对洗手""配对跳绳"等，是因为这些指令需要更高级别的语言能力，它们可能分散患者的理解力，影响训练效果。

扫描二维码，打印本技能训练配套表格

视觉空间训练流程解析

教学材料

作业 笑 飞 哭 洗泡泡浴 午餐 炒菜 爬杆 跳舞 打斗 看电视 How high can you jump? 你能跳多高?

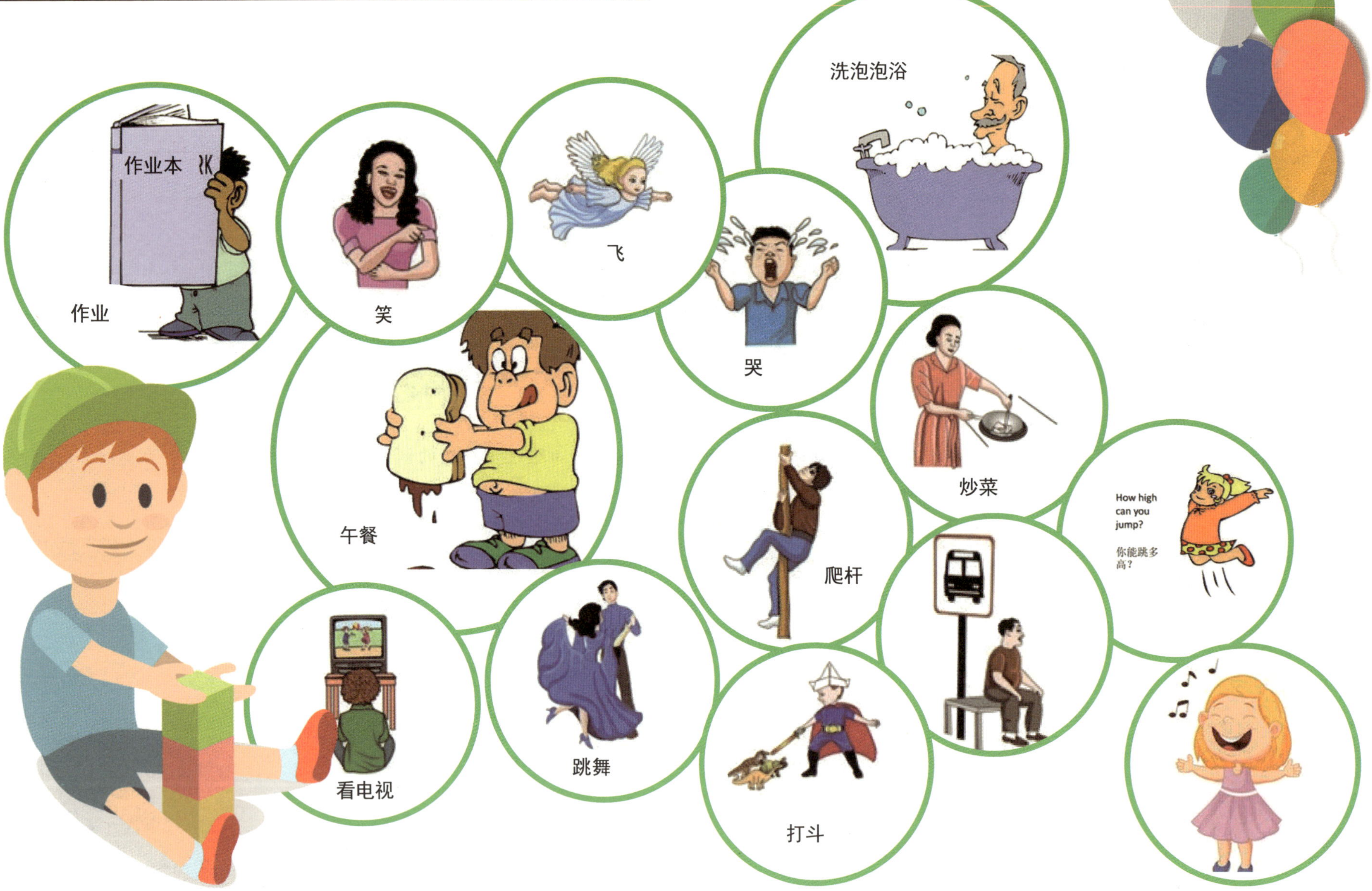

第三章
视觉空间技能基础训练项目

示例 1

相似喝水动作的卡片配对（无干扰项）。

小档案	
训练时长	
辅助情况	

示例 2

相似跳绳动作的卡片配对（含 1 个干扰项）。

小档案	
训练时长	
辅助情况	

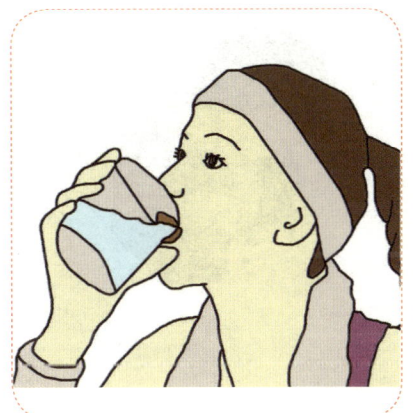
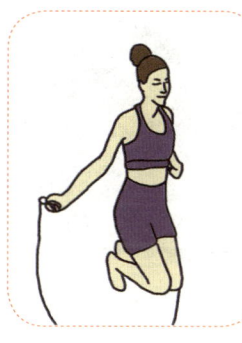
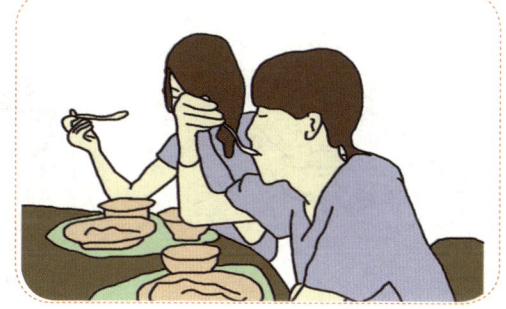
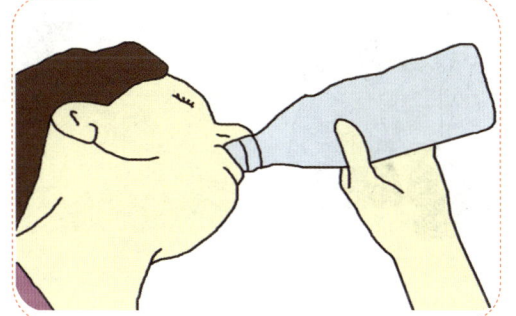
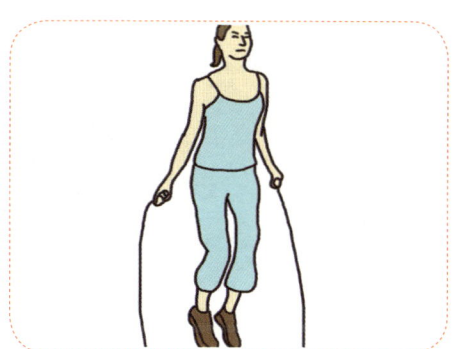

视觉空间训练流程解析

示例 3

相似洗手动作的卡片配对（含 2 个干扰项）。

小档案	
训练时长	
辅助情况	

训练方法示例

示例 4

相似系鞋带动作的卡片配对（含 2 个干扰项）。

小档案	
训练时长	
辅助情况	

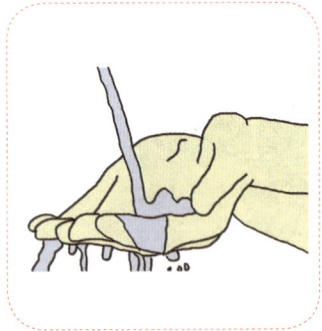 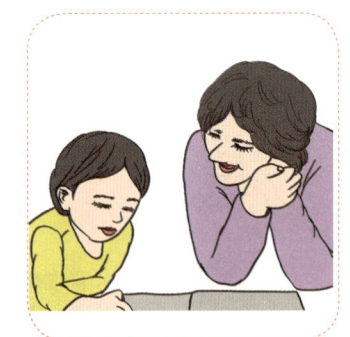 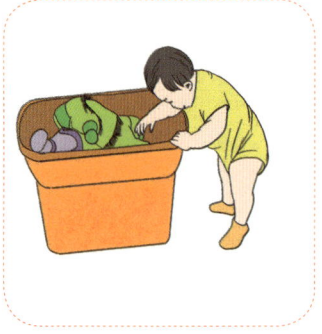 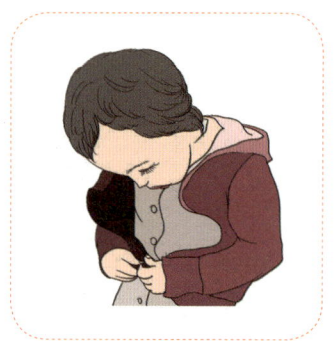

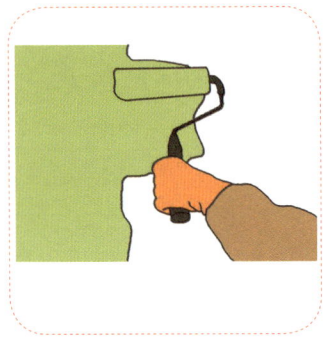 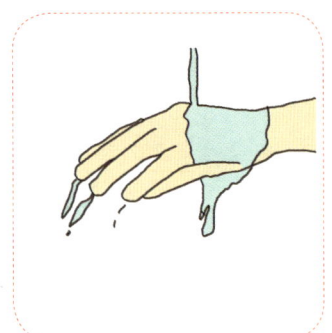 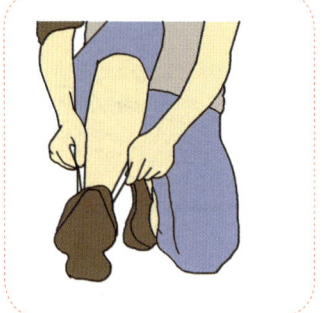 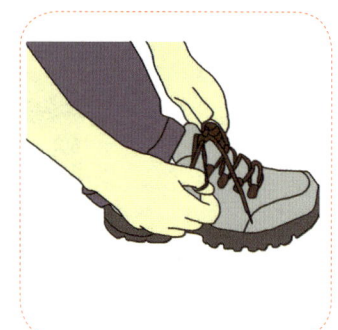

第三章
视觉空间技能基础训练项目

05 相同的颜色配对

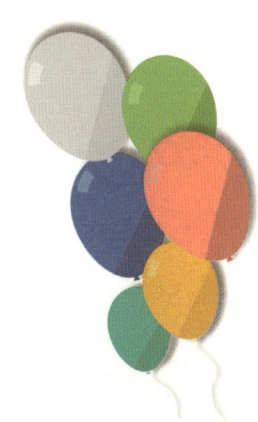

该技能的训练目的是，患者能够正确配对颜色。通过该技能的训练，患者应该能达到这样一种水平，即：展示给患者1~4张不同颜色的卡片，指出一张卡片让他们进行配对，并说"配对"，患者能够正确配对相同颜色。此项技能的重点是配对，而非语言的掌握。之所以要使用同样的指令比如"配对"，不要通过增加颜色来改变指令，比如"配对黄色""配对蓝色"等，是因为这些指令需要更高级别的语言能力，它们可能分散患者的理解力，影响训练效果。

扫描二维码，打印本技能训练配套表格

视觉空间训练流程解析

教学材料

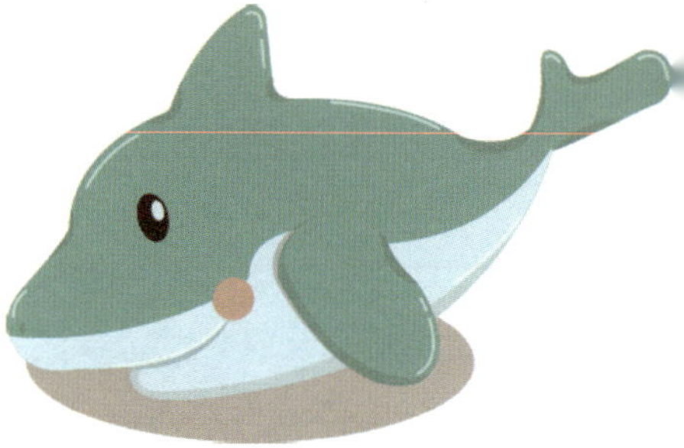

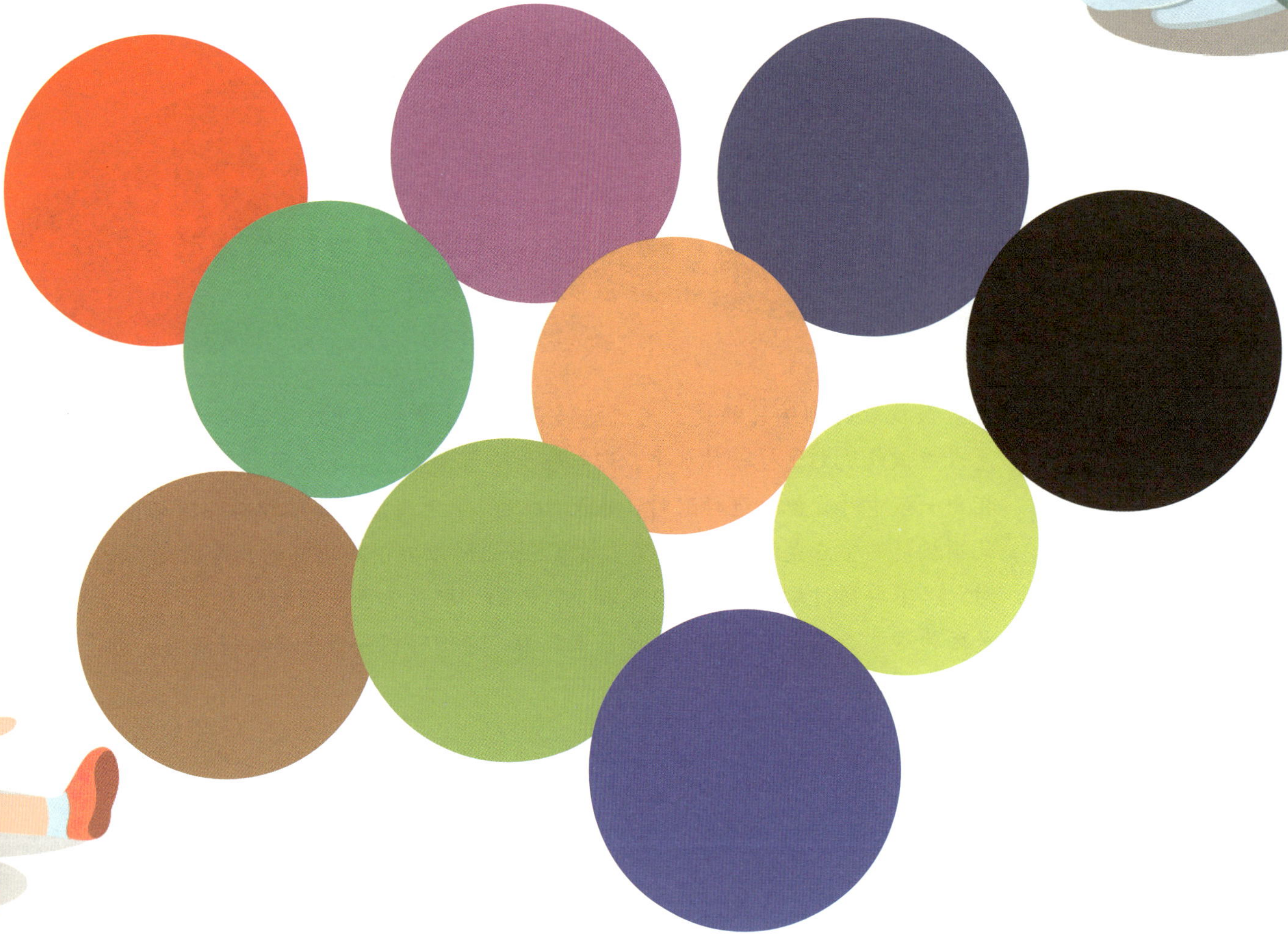

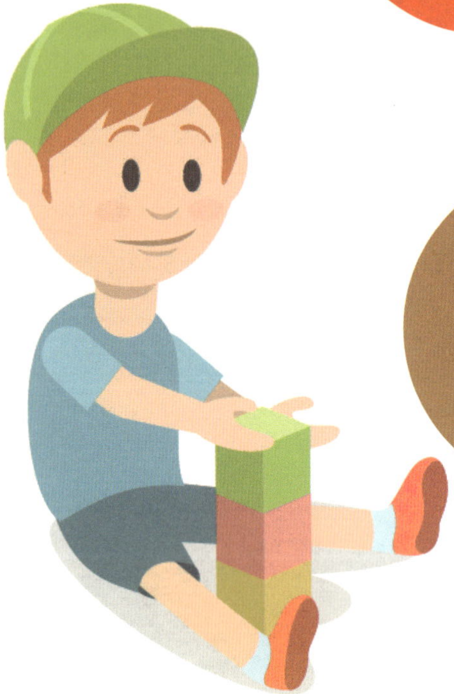

第三章
视觉空间技能基础训练项目

示例 1

同是绿色的卡片配对（无干扰项）。

小档案	
训练时长	
辅助情况	

示例 2

同是紫色的卡片配对（含 1 个干扰项）。

小档案	
训练时长	
辅助情况	

33

视觉空间训练流程解析

示例 3

同是红色的卡片配对（含 2 个干扰项）。

小档案	
训练时长	
辅助情况	

训练方法示例

示例 4

同是蓝色的卡片配对（含 2 个干扰项）。

小档案	
训练时长	
辅助情况	

第三章 视觉空间技能基础训练项目

06 相同的字母配对

该技能的训练目的是，患者能够正确配对字母。通过该技能的训练，患者应该能达到这样一种水平，即：展示给患者 1～4 张不同字母的卡片，指出一张卡片让他们进行配对，并说"配对"，患者能够正确配对相同的字母。此项技能的重点是配对，而非语言的掌握。之所以要使用同样的指令比如"配对"，不要通过增加物品来改变指令，比如"配对字母 A""配对字母 H"等，是因为这些指令需要更高级别的语言能力，它们可能分散患者的理解力，影响训练效果。

扫描二维码，打印本技能训练配套表格

视觉空间训练流程解析

教学材料

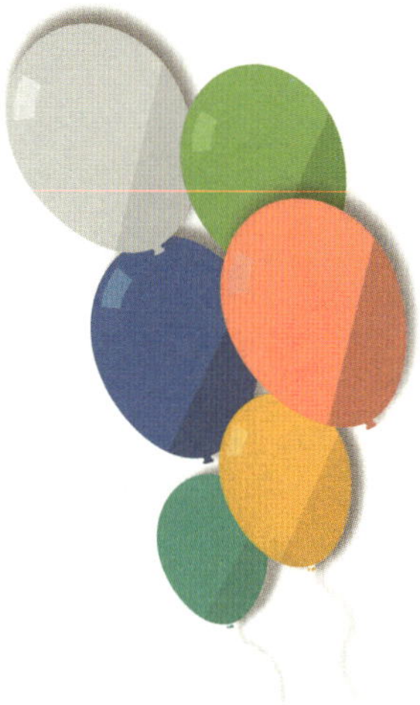

A B C D E
F G H I J
K L M N O
P Q R S T
U V W
X Y Z

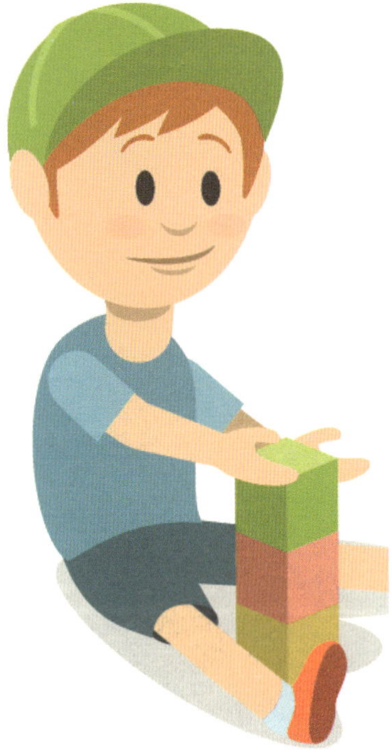

第三章
视觉空间技能基础训练项目

示例 1

同是字母 H 的卡片配对（无干扰项）。

小档案	
训练时长	
辅助情况	

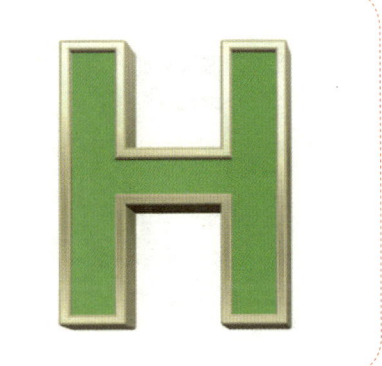

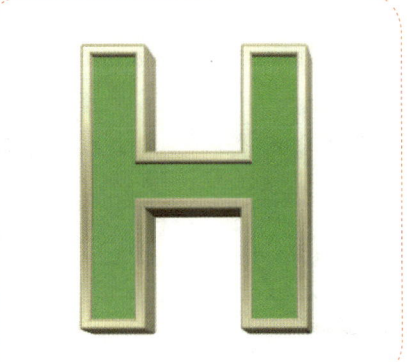

示例 2

同是字母 B 的卡片配对（含 1 个干扰项）。

小档案	
训练时长	
辅助情况	

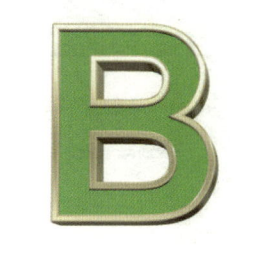
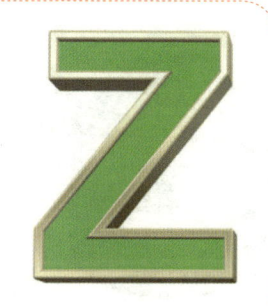
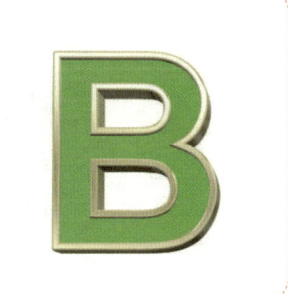

视觉空间训练流程解析

示例 3

同是字母 G 的卡片配对（含 2 个干扰项）。

小档案	
训练时长	
辅助情况	

训练方法示例

示例 4

同是字母 D 的卡片配对（含 2 个干扰项）。

小档案	
训练时长	
辅助情况	

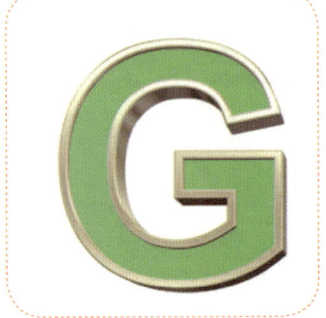 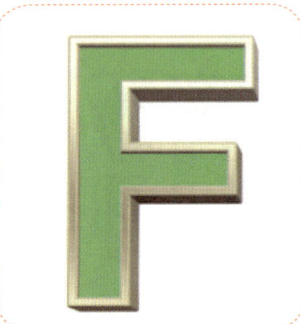 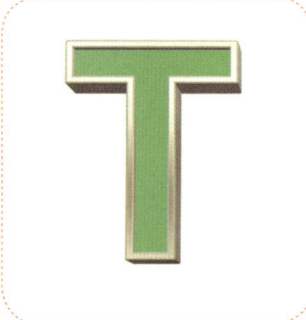 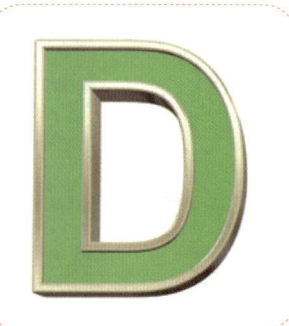

 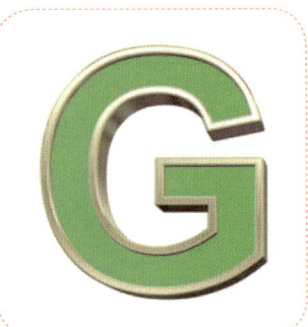 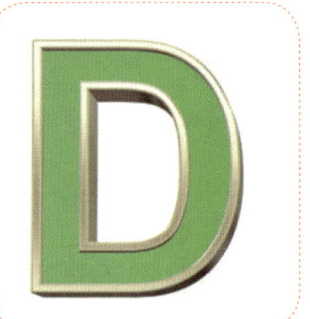 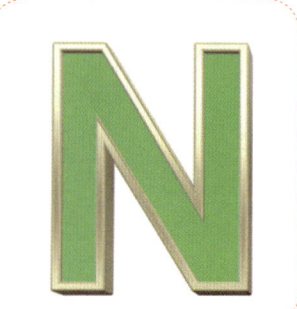

第三章
视觉空间技能基础训练项目

07 相同的数字配对

该技能的训练目的是，患者能够正确配对数字。通过该技能的训练，患者应该能达到这样一种水平，即：展示给患者1~4张不同数字的卡片，指出一张卡片让他们进行配对，并说"配对"，患者能够正确配对相同数字。此项技能的重点是配对，而非语言的掌握。之所以要使用同样的指令比如"配对"，不要通过增加物品来改变指令，比如"配对数字6""配对数字9"等，是因为这些指令需要更高级别的语言能力，它们可能分散患者的理解力，影响训练效果。

扫描二维码，打印本技能训练配套表格

视觉空间训练流程解析

教学材料

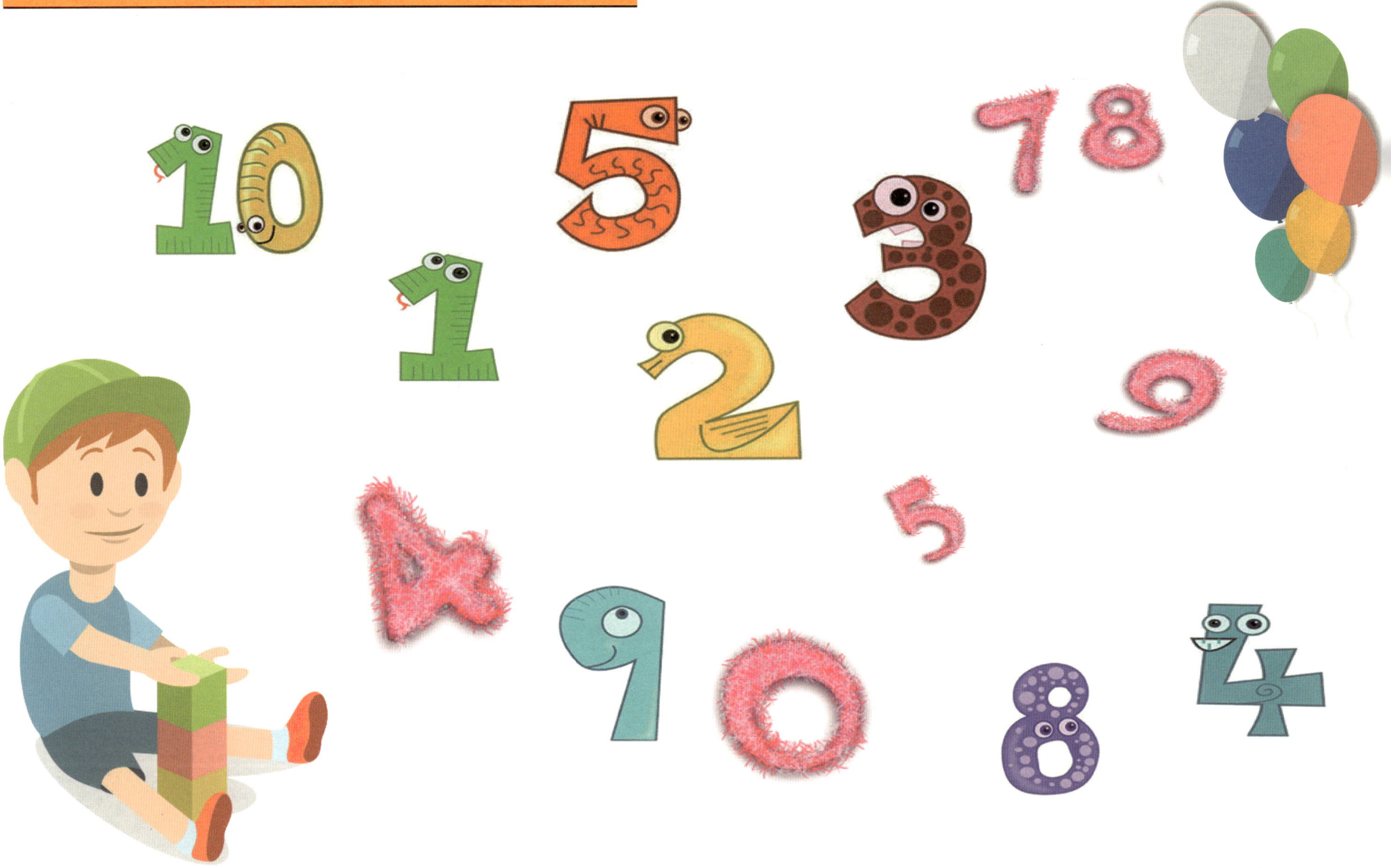

第三章
视觉空间技能基础训练项目

训练方法示例

示例 3

同是数字 6 的卡片配对（无干扰项）。

小档案	
训练时长	
辅助情况	

示例 4

同是数字 9 的卡片配对（含 1 个干扰项）。

小档案	
训练时长	
辅助情况	

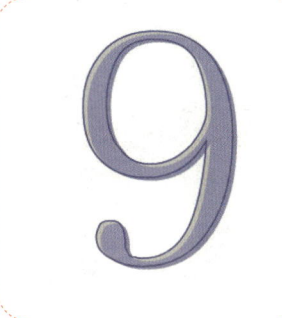

视觉空间训练流程解析

示例 3

同是数字 3 的卡片配对（含 2 个干扰项）。

小档案	
训练时长	
辅助情况	

训练方法示例

示例 4

同是数字 4 的卡片配对（含 2 个干扰项）。

小档案	
训练时长	
辅助情况	

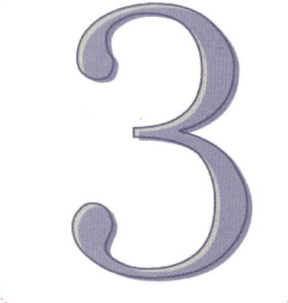

3　8

1　3

4　7

5　4

第三章
视觉空间技能基础训练项目

08 相同的形状配对

该技能的训练目的是，患者能够正确配对形状。通过该技能的训练，患者应该能达到这样一种水平，即：展示给患者1～4张不同形状的卡片，指出一张卡片让他们进行配对，并说"配对"，患者能够正确配对相同形状。此项技能的重点是配对，而非语言的掌握。之所以要使用同样的指令比如"配对"，不要通过增加物品来改变指令，比如"配对三角形""配对正方形"等，是因为这些指令需要更高级别的语言能力，它们可能分散患者的理解力，影响训练效果。

扫描二维码，打印本技能训练配套表格

视觉空间训练流程解析

教学材料

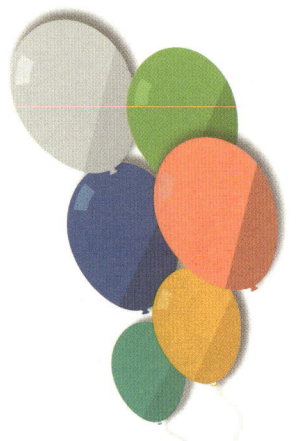

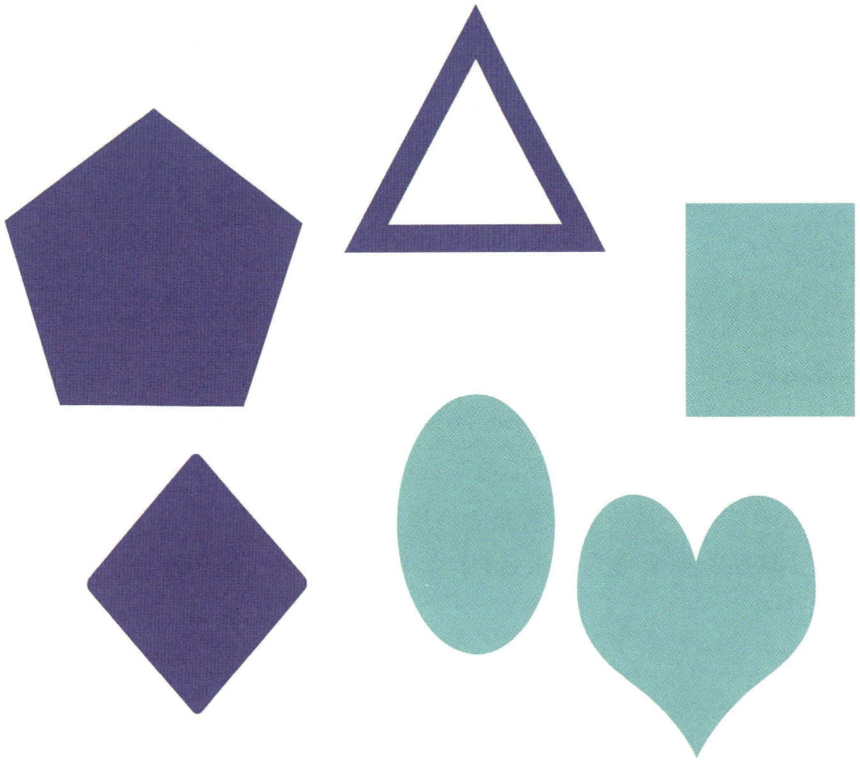

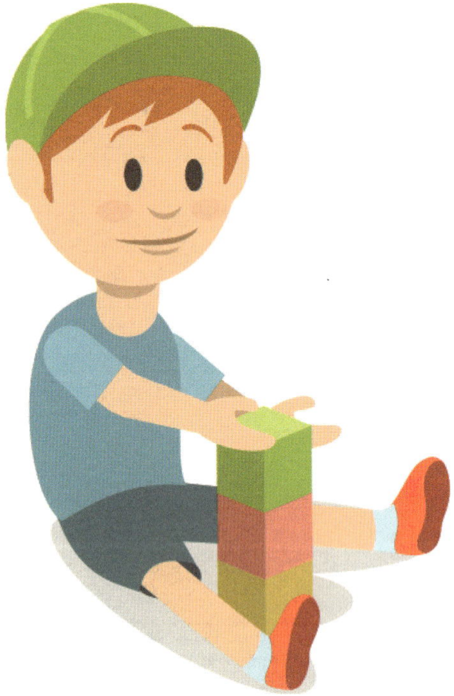

第三章
视觉空间技能基础训练项目

示例 1

同是正方形的卡片配对（无干扰项）。

小档案	
训练时长	
辅助情况	

示例 2

同是三角形的卡片配对（含1个干扰项）。

小档案	
训练时长	
辅助情况	

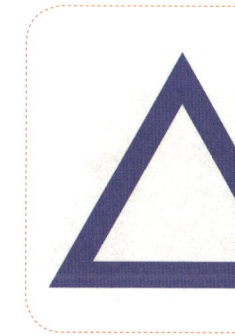
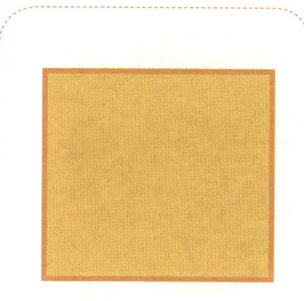

视觉空间训练流程解析

训练方法示例

示例 3

同是圆形的卡片配对（含 2 个干扰项）。

小档案	
训练时长	
辅助情况	

示例 4

同是六边形的卡片配对（含 2 个干扰项）。

小档案	
训练时长	
辅助情况	

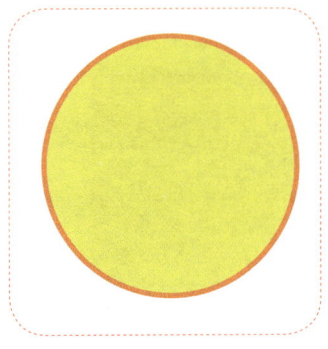
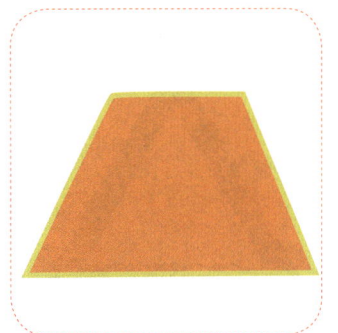
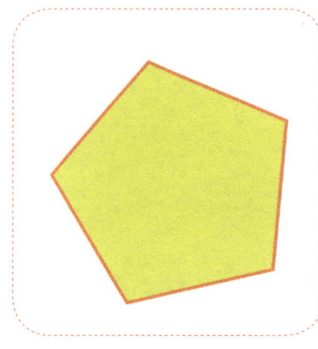
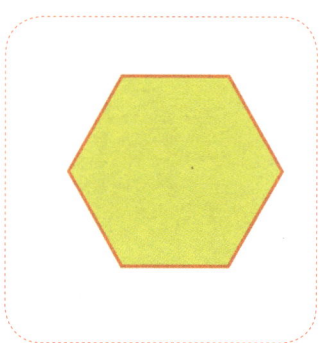
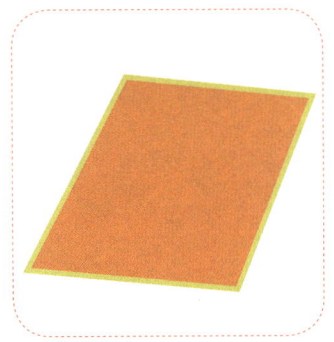
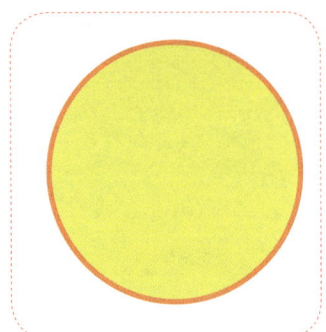
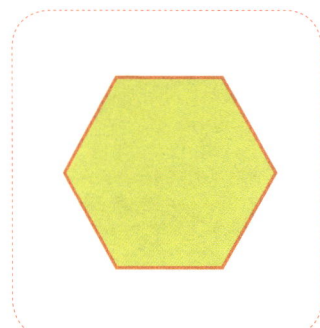
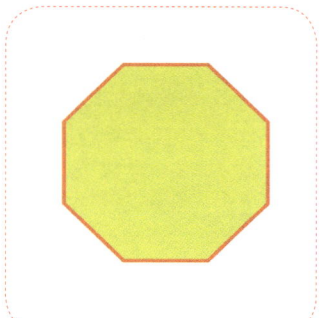

09 大写字母和小写字母配对

该技能的训练目的是，患者能够正确配对大、小写字母。通过该技能的训练，患者应该能达到这样一种水平，即：展示给患者 1～4 张不同字母的卡片，指出一张卡片让他们进行配对，并说"配对"，患者能够将大写字母与小写字母配对。此项技能的重点是配对，而非语言的掌握。之所以要使用同样的指令比如"配对"，不要通过增加物品来改变指令，比如"配对字母 K""配对字母 M"等，是因为这些指令需要更高级别的语言能力，它们可能分散患者的理解力，影响训练效果。

扫描二维码，打印本技能训练配套表格

视觉空间训练流程解析

教学材料

A B C D E
F G H I J K
L M N O P
Q R S T U
V W X Y Z

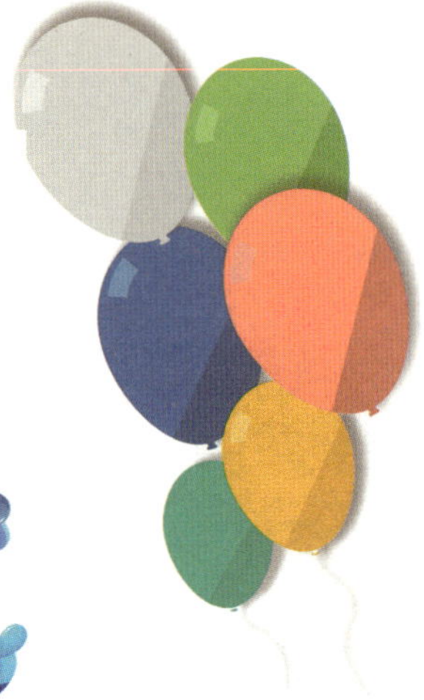

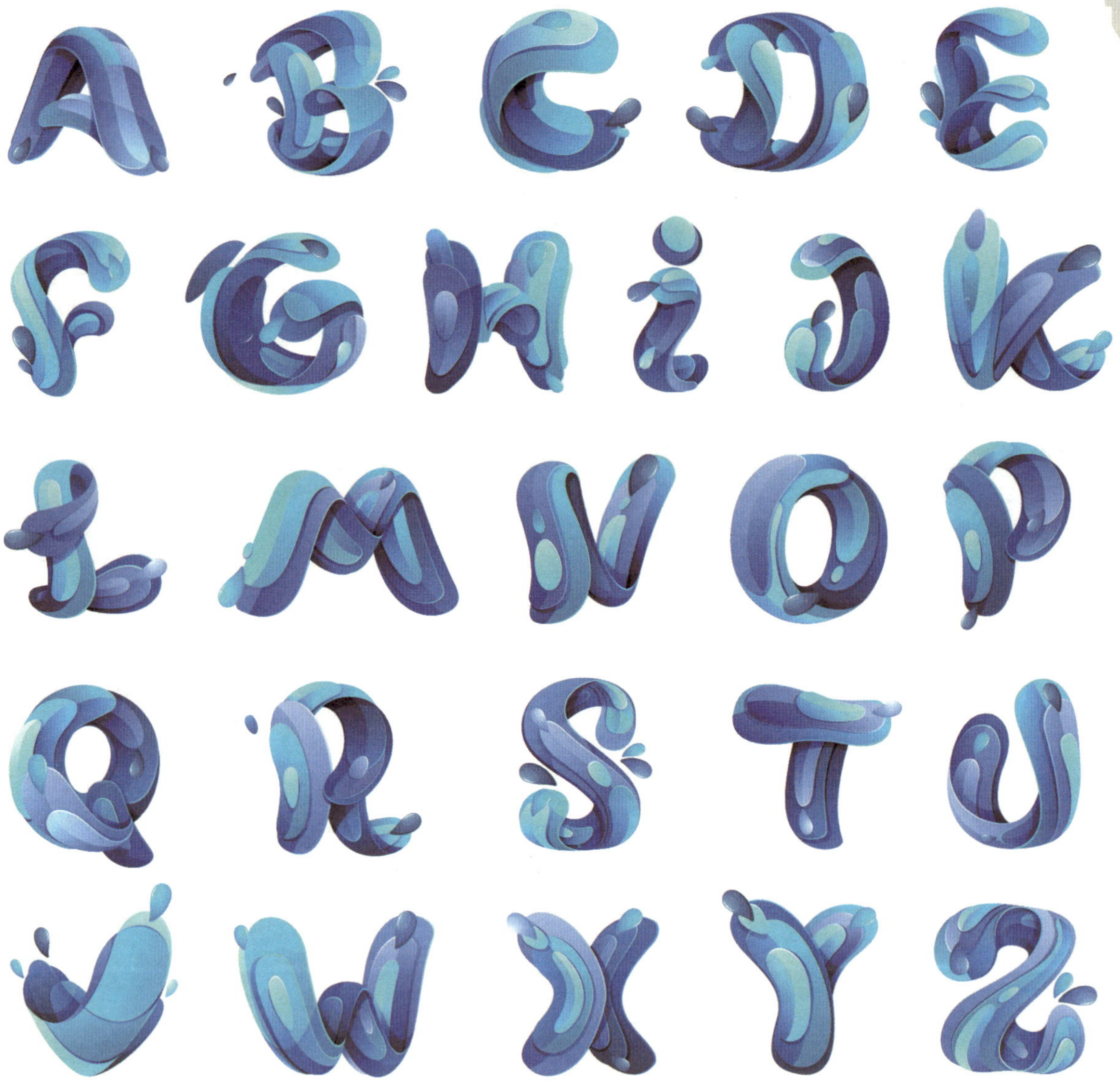

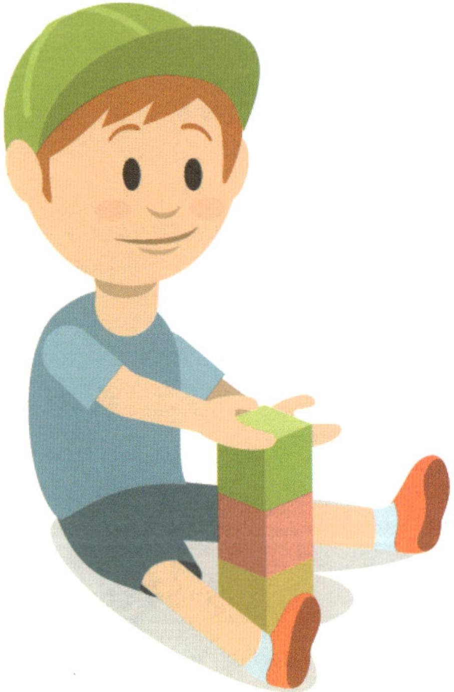

第三章
视觉空间技能基础训练项目

训练方法
示例

示例 3

大写 B 和小写 b 的卡片配对（无干扰项）。

小档案	
训练时长	
辅助情况	

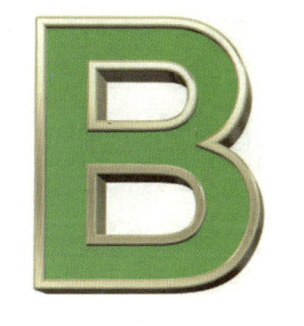

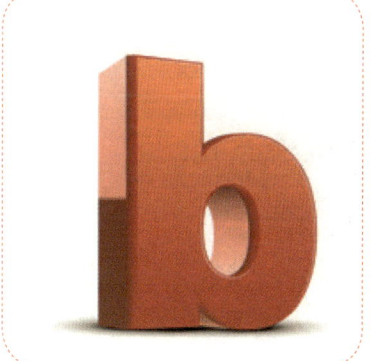

示例 4

大写 H 和小写 h 的卡片配对（含 1 个干扰项）。

小档案	
训练时长	
辅助情况	

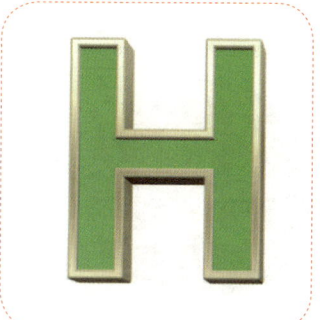

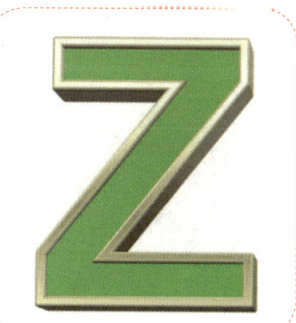

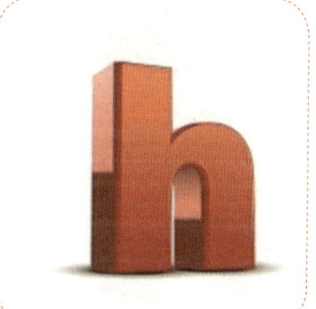

49

视觉空间训练流程解析

示例 3

大写 O 和小写 o 的卡片配对（含 2 个干扰项）。

小档案	
训练时长	
辅助情况	

训练方法示例

示例 4

大写 N 和小写 n 的卡片配对（含 2 个干扰项）。

小档案	
训练时长	
辅助情况	

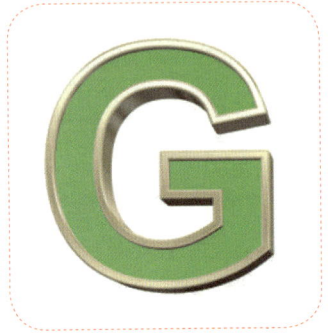 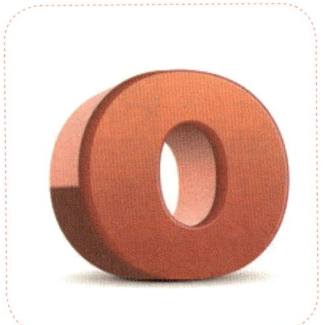 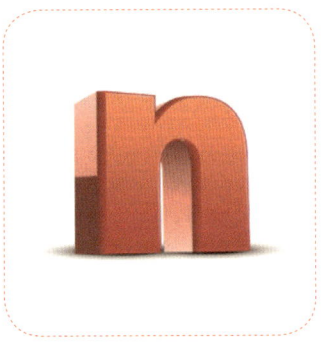 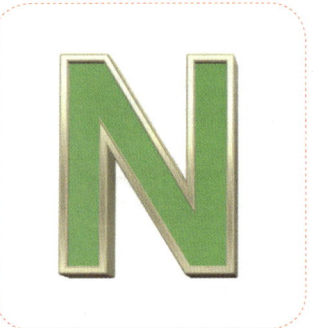

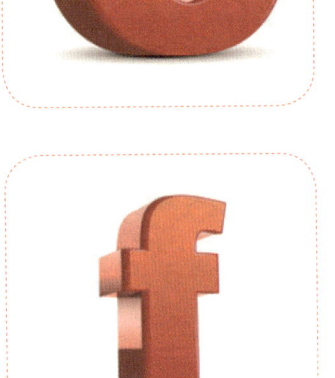 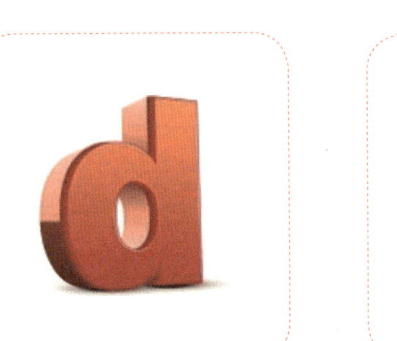 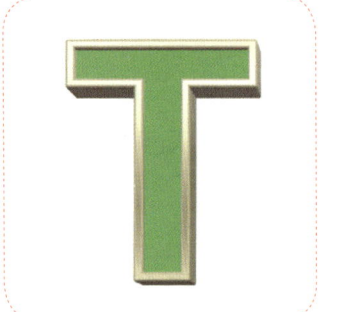

10 同属性的不同物品配对

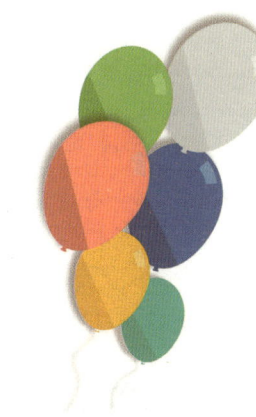

该技能的训练目的是，患者能够按属性配对。通过该技能的训练，患者应该能达到这样一种水平，即：展示给患者1~4个同属性的不同物品，给患者一个物品，并说"配对"，患者能够将同属性的物品进行配对。此项技能的重点是配对，而非语言的掌握。之所以要使用同样的指令比如"配对"，不要通过增加物品来改变指令，比如"配对足球""配对卡车"等，是因为这些指令需要更高级别的语言能力，它们可能分散患者的理解力，影响训练效果。

扫描二维码，打印本技能训练配套表格

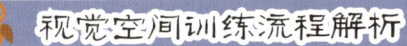

教学材料

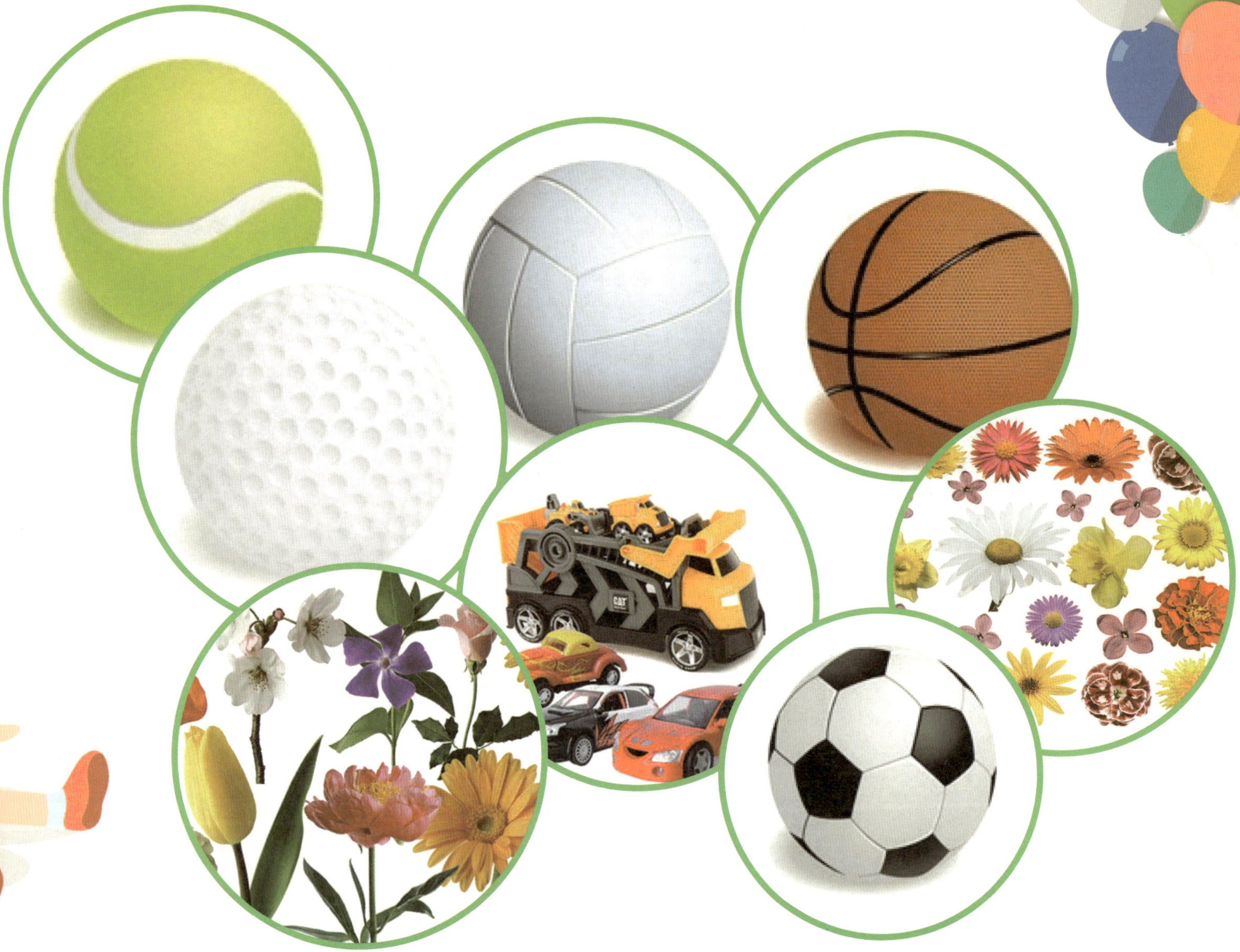

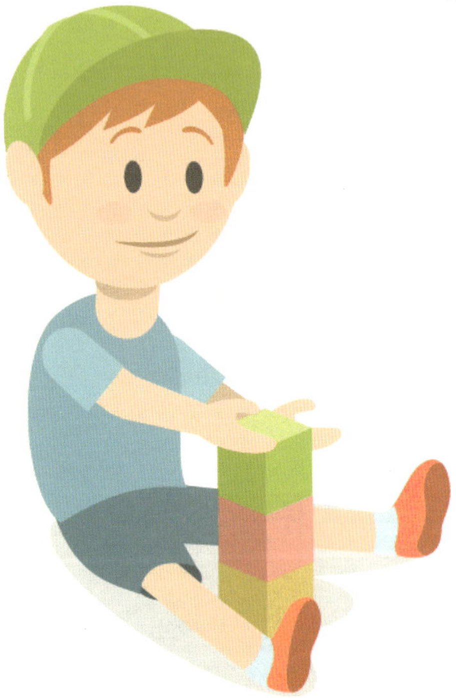

第三章 视觉空间技能基础训练项目

训练方法示例

示例 1

将大卡车与小卡车进行配对（无干扰项）。

小档案	
训练时长	
辅助情况	

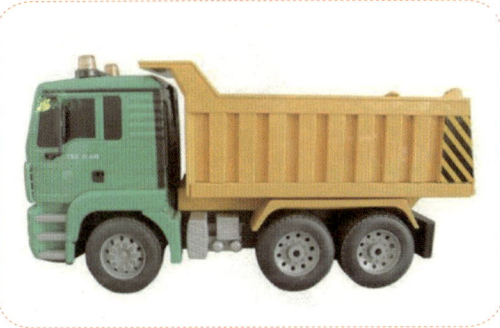

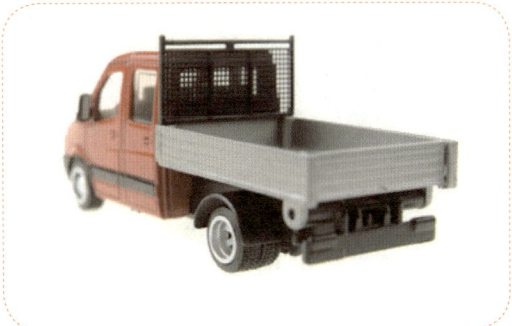

示例 2

给小狗配对（含 1 个干扰项）。

小档案	
训练时长	
辅助情况	

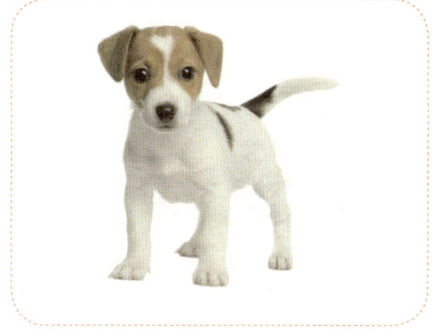

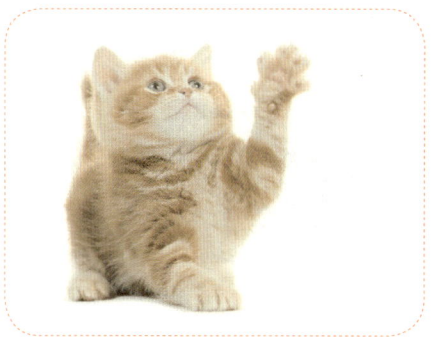

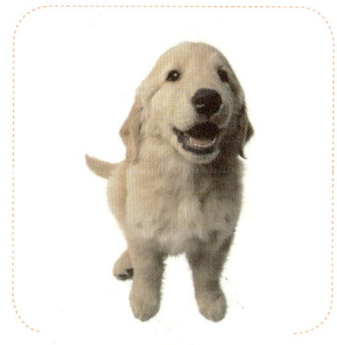

视觉空间训练流程解析

训练方法示例

示例 3

给足球配对（含 2 个干扰项）。

小档案	
训练时长	
辅助情况	

示例 4

给玫瑰花配对（含 2 个干扰项）。

小档案	
训练时长	
辅助情况	

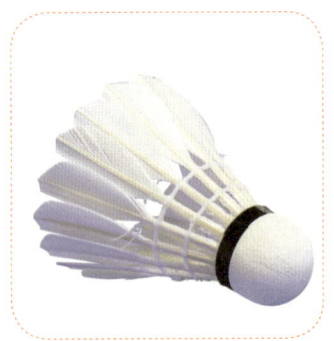
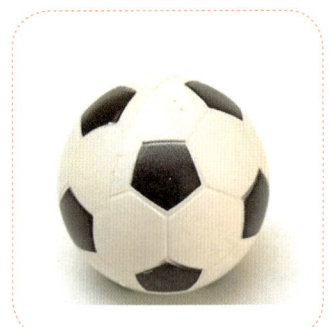
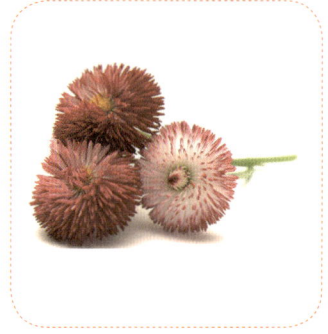
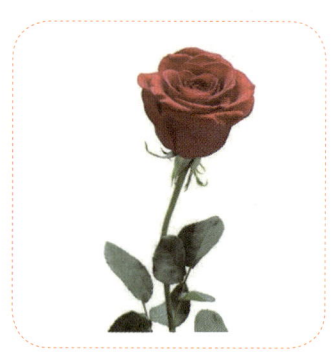
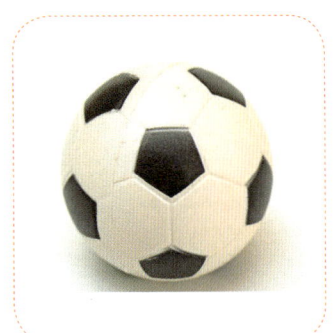
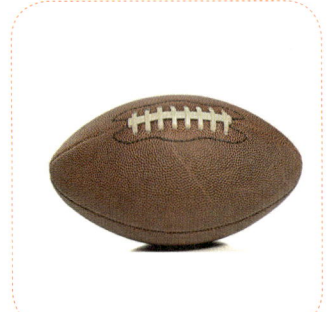
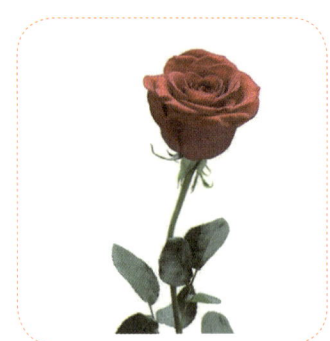
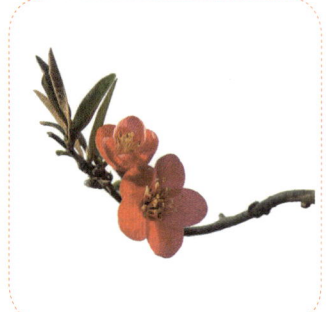

第三章
视觉空间技能基础训练项目

11 同属性的不同物品图片配对

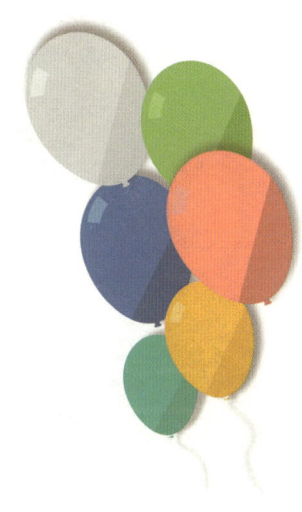

该技能的训练目的是，患者能够按属性配对图片。通过该技能的训练，患者应该能达到这样一种水平，即：展示给患者1~4个同属性不同物品的图片，给患者一张图片，并说"配对"，患者能够将同属性物品的图片进行配对。此项技能的重点是配对，而非语言的掌握。之所以要使用同样的指令比如"配对"，不要通过增加物品来改变指令，比如"配对足球""配对卡车"等，是因为这些指令需要更高级别的语言能力，它们可能分散患者的理解力，影响训练效果。

扫描二维码，打印本技能训练配套表格

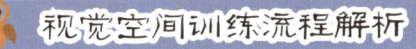

视觉空间训练流程解析

教学材料

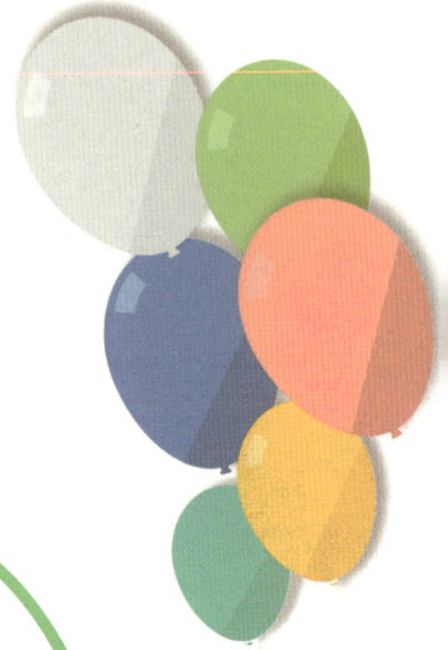

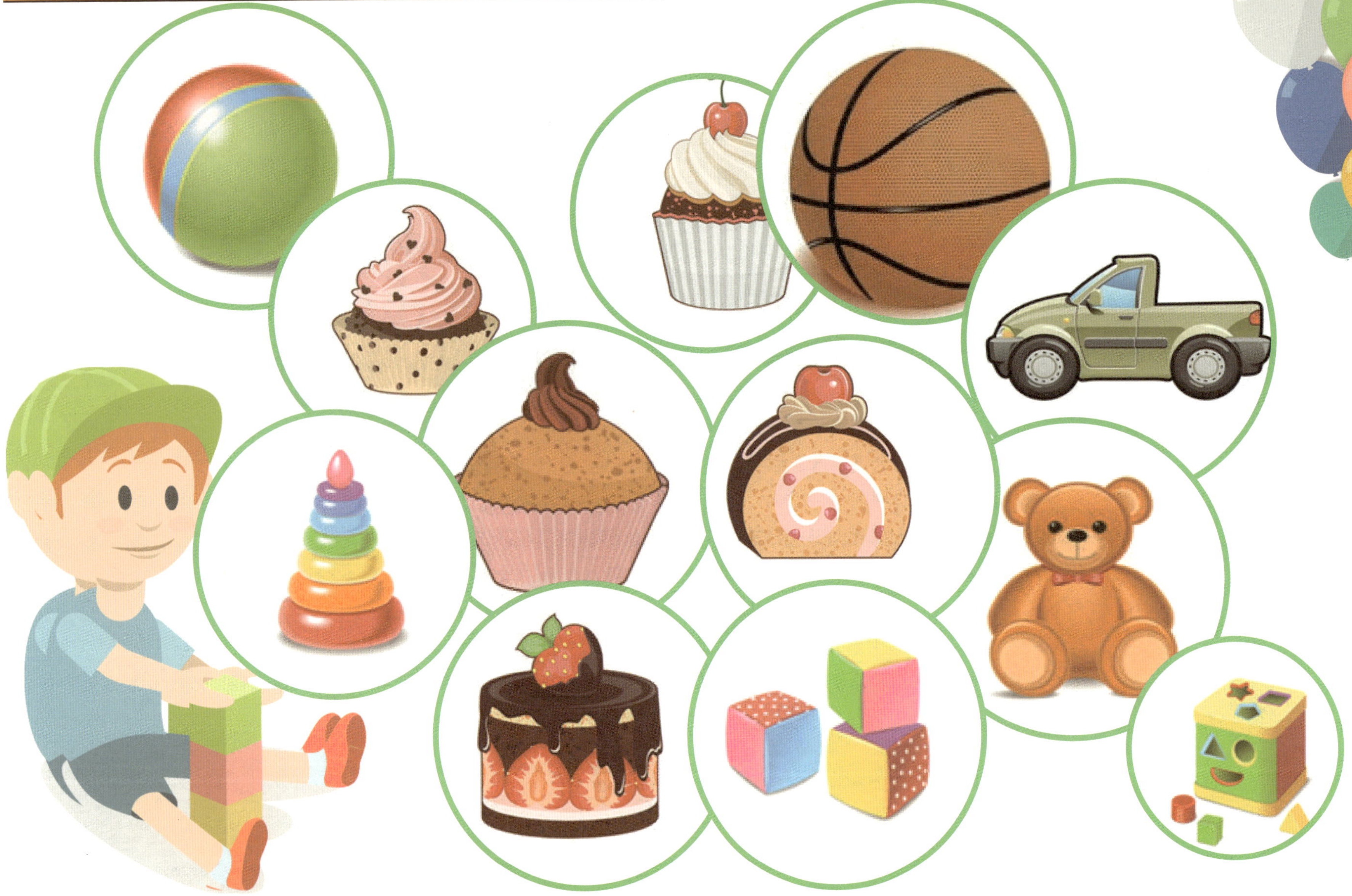

第三章
视觉空间技能基础训练项目

示例 3

将蛋糕图片进行配对（无干扰项）。

小档案	
训练时长	
辅助情况	

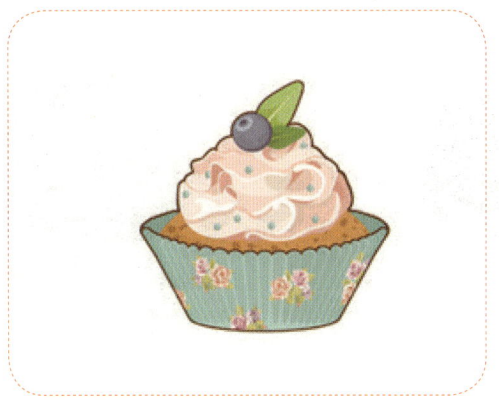

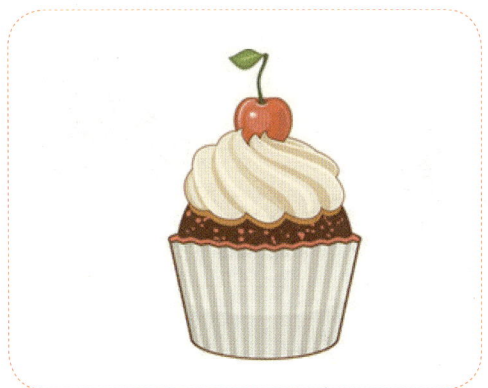

示例 4

将汽车图片进行配对（含1个干扰项）。

小档案	
训练时长	
辅助情况	

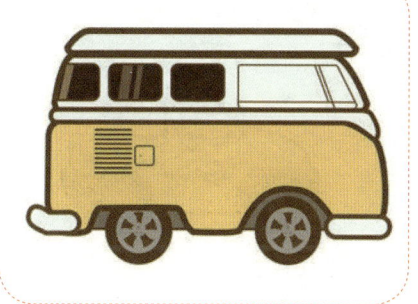

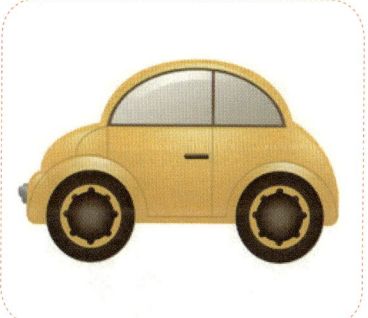

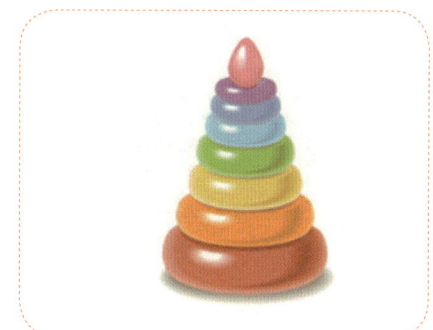

视觉空间训练流程解析

示例 3

将连体衣图片进行配对（含2个干扰项）。

小档案	
训练时长	
辅助情况	

训练方法示例

示例 4

将鞋子图片进行配对（含2个干扰项）。

小档案	
训练时长	
辅助情况	

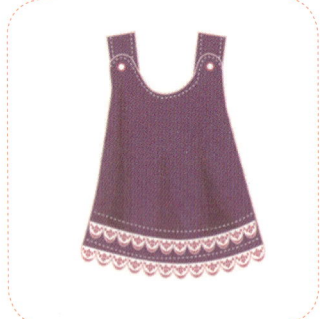 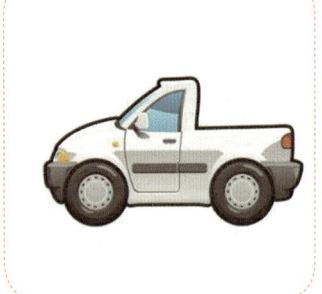 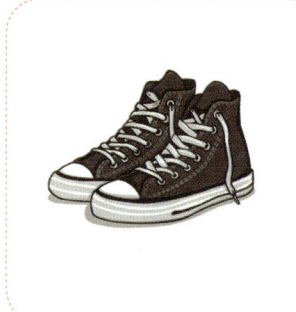 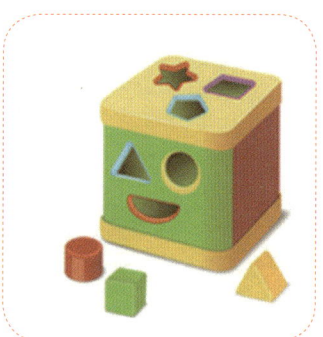

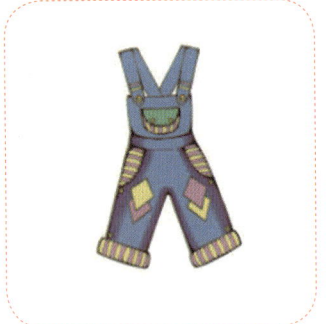 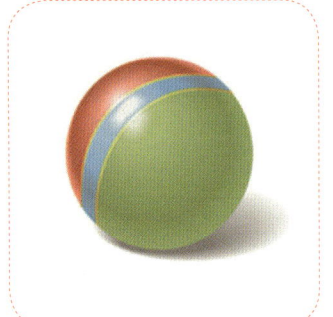 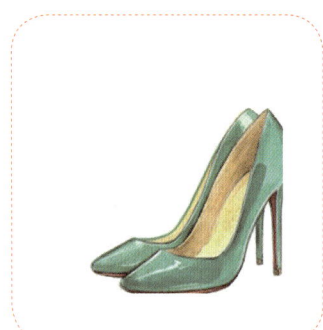 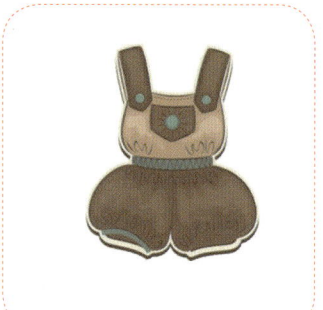

第三章
视觉空间技能基础训练项目

12 不同的图与物的配对

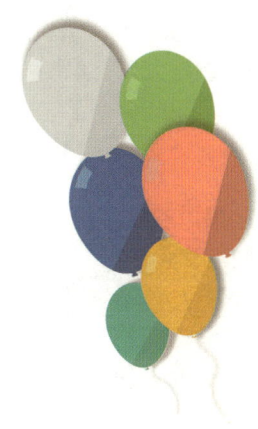

该技能的训练目的是，患者能够按属性配对图片。通过该技能的训练，患者应该能达到这样一种水平，即：展示给患者1～4个不同的物品与图片，给患者一张图片，并说"配对"，患者能够将同属性物品的图片进行与实物配对。此项技能的重点是配对，而非语言的掌握。之所以要使用同样的指令比如"配对"，不要通过增加物品来改变指令，比如"配对足球""配对卡车"等，是因为这些指令需要更高级别的语言能力，它们可能分散患者的理解力，影响训练效果。

扫描二维码，打印本技能训练配套表格

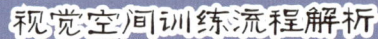

教学材料

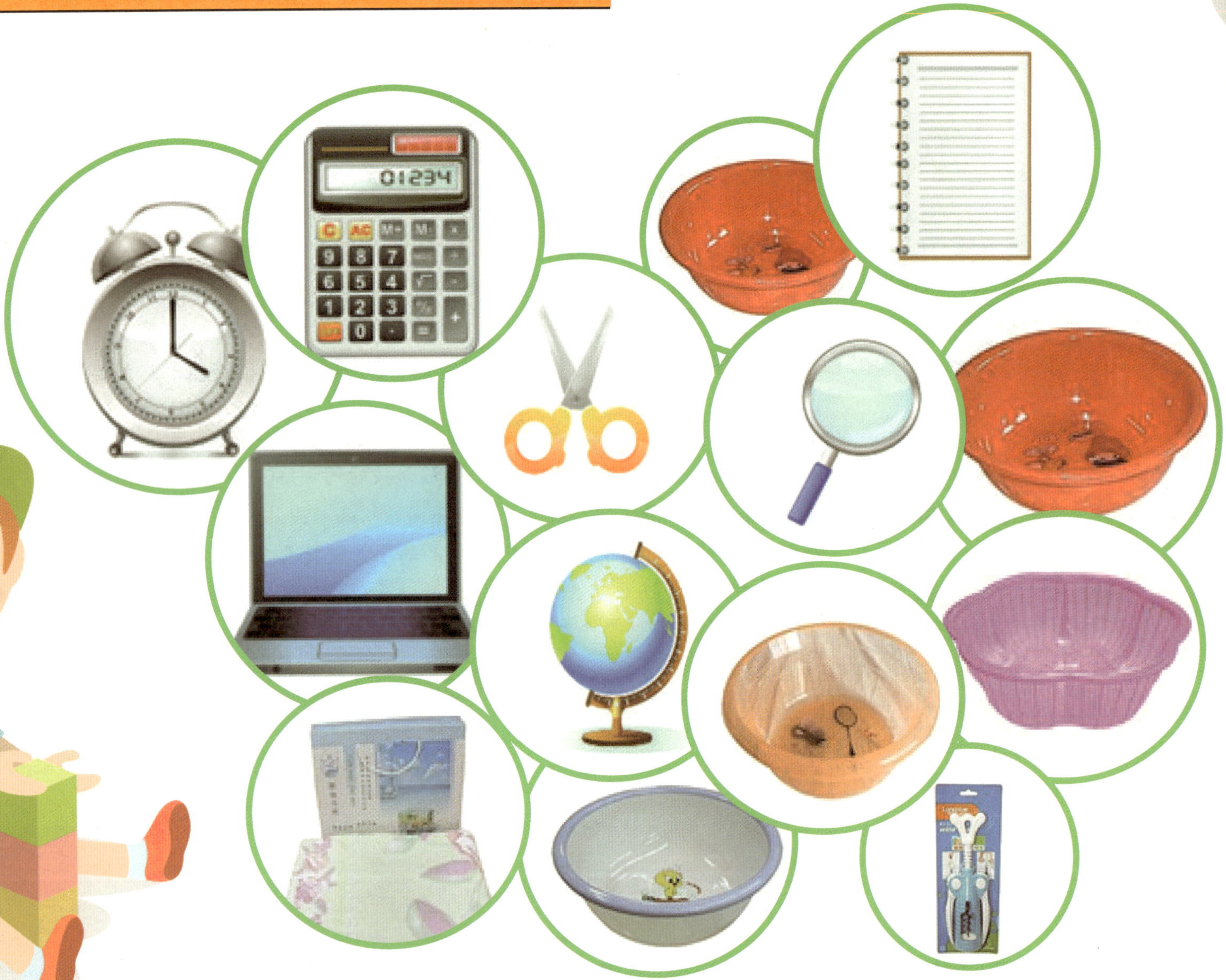

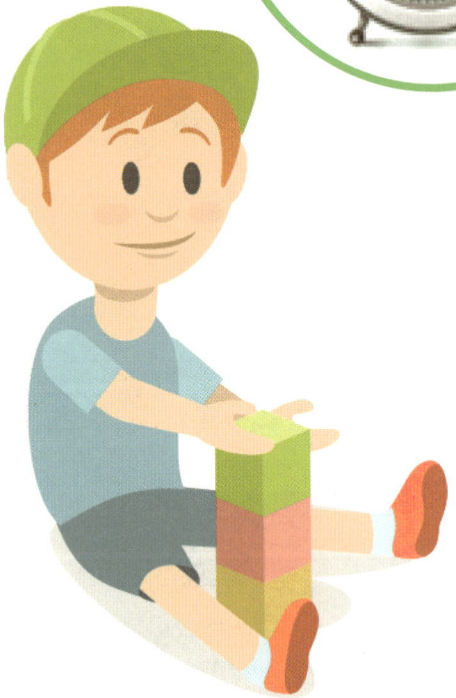

第三章
视觉空间技能基础训练项目

训练方法示例

示例 1

将饼干与饼干图片进行配对（无干扰项）。

小档案	
训练时长	
辅助情况	

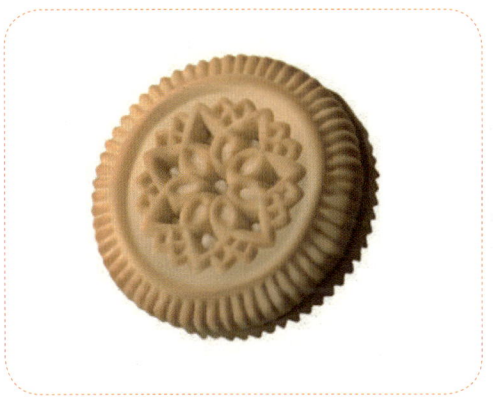

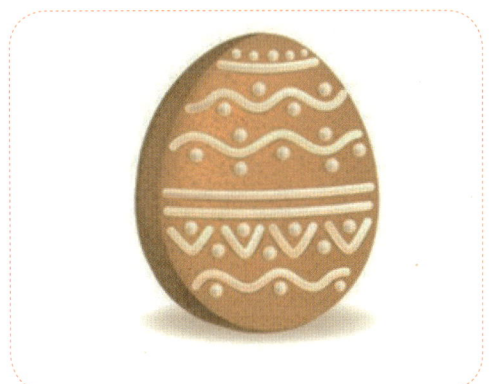

示例 2

将玩偶与玩偶图片进行配对（含 1 个干扰项）。

小档案	
训练时长	
辅助情况	

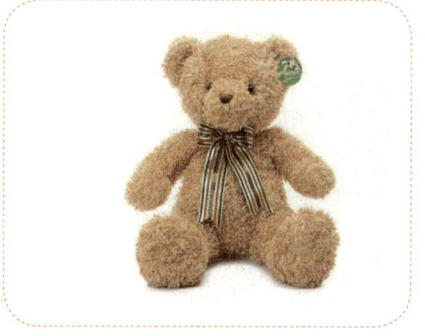

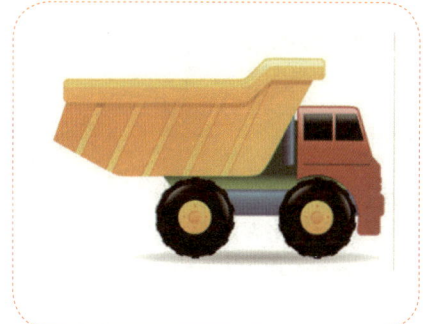

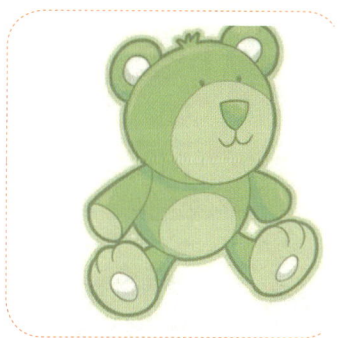

61

视觉空间训练流程解析

示例 3

将浇水壶与浇水壶图片进行配对（含 2 个干扰项）。

小档案	
训练时长	
辅助情况	

训练方法示例

示例 4

将水杯与水杯图片进行配对（含 2 个干扰项）。

小档案	
训练时长	
辅助情况	

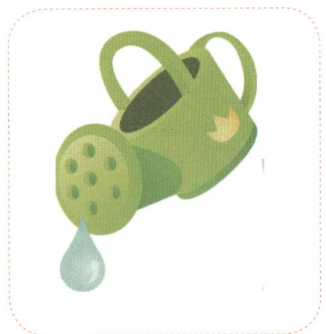
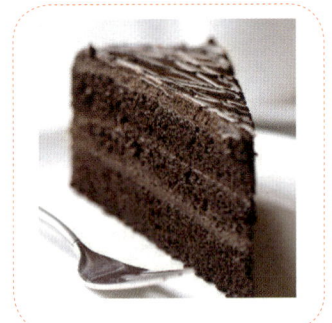
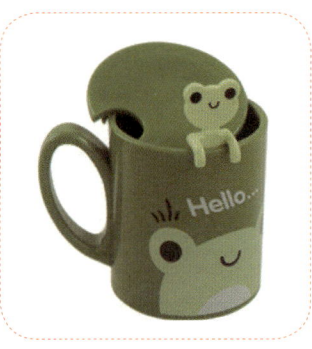
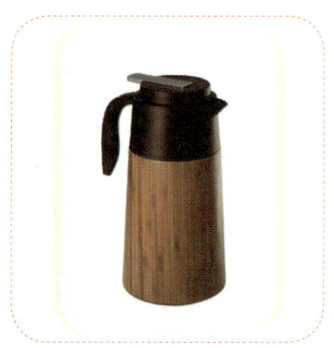
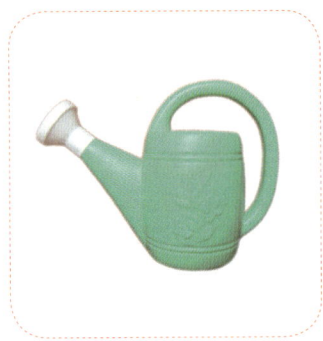
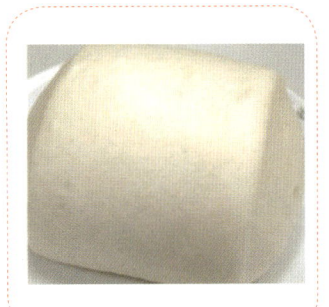
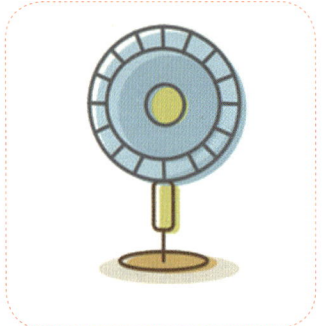
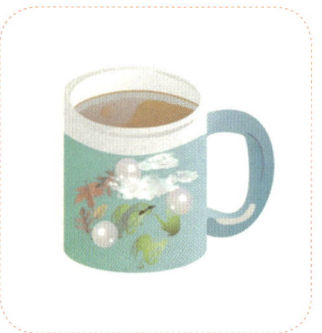

13 相同或相似物品分类

该技能的训练目的是，患者能够识别同类物品。通过该技能的训练，患者应该能达到这样一种水平，即：展示给患者2个容器，并给他们用于分类的物品，让患者把物品放入相应的容器内，并说"分类"，患者能够把同类物品放到相应的容器中。确保患者已经掌握该任务的先备技能，例如，掌握参与任务的能力、模仿能力、进行粗大动作的能力。另外，该技能训练的重点是分类，而不是语言理解，因此不要随意更改指令。如"将方块和小汽车分类"或"分类物品"，这些指令需要更高级的语言理解能力，并且这种改变指令的做法会干扰对患者的预期反应。

扫描二维码，打印本技能训练配套表格

视觉空间训练流程解析

教学材料

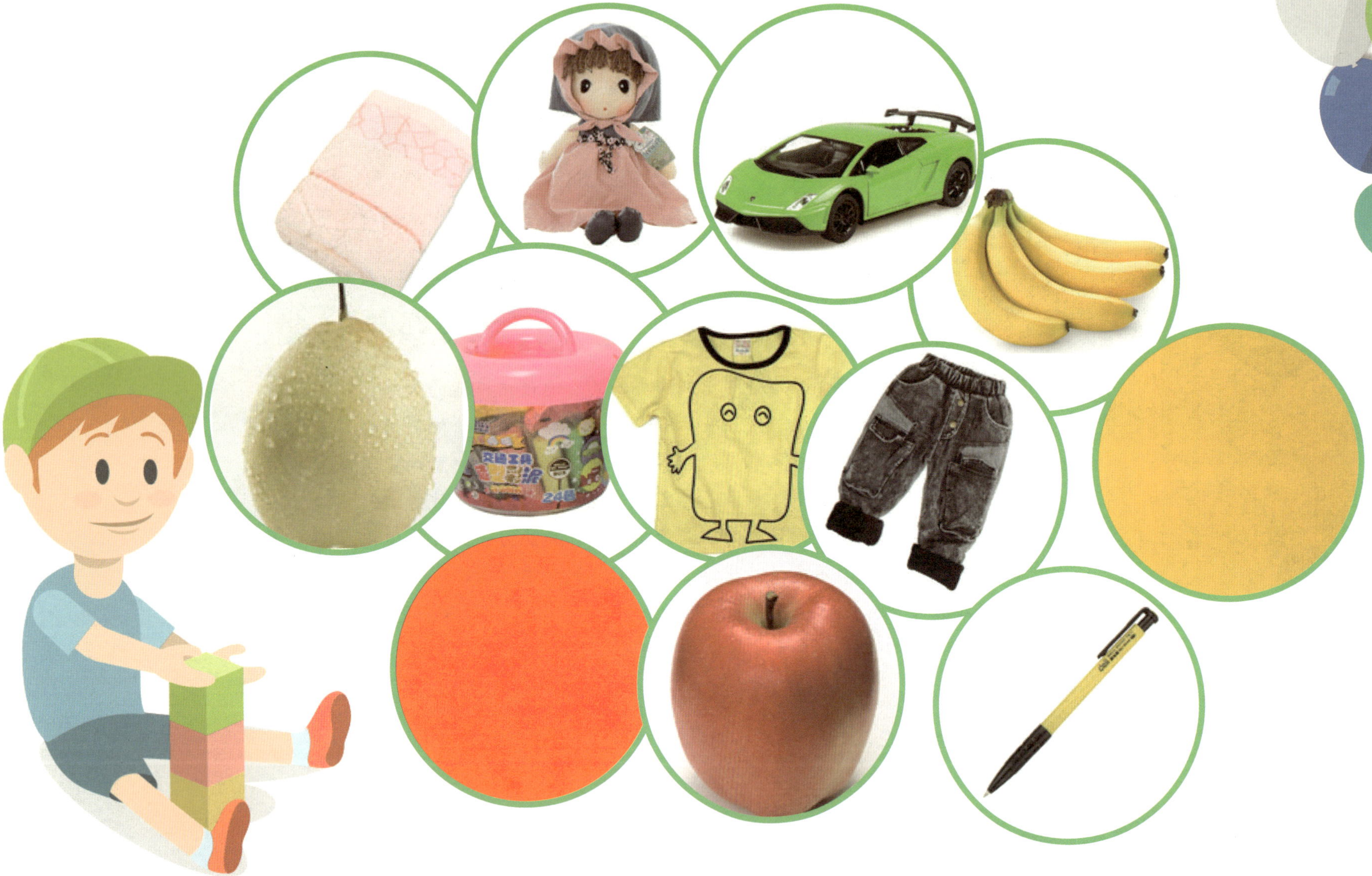

第三章
视觉空间技能基础训练项目

示例 1

将洗脸毛巾、玩具汽车、擦手毛巾进行分类。

小档案	
训练时长	
辅助情况	

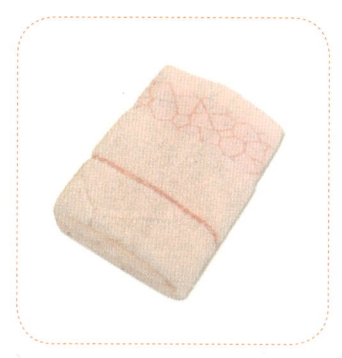 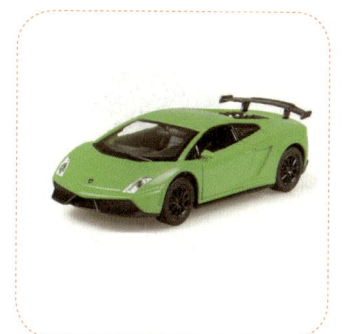

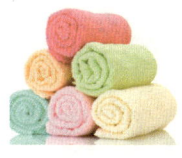 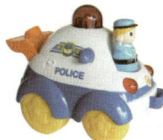 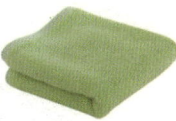 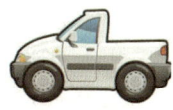

示例 2

将苹果、梨、娃娃、橡皮泥、香蕉进行分类。

小档案	
训练时长	
辅助情况	

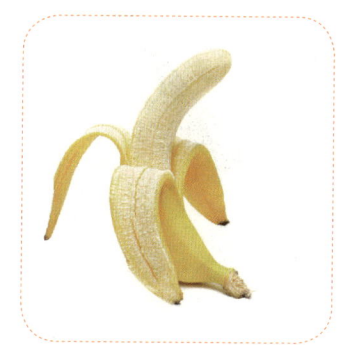 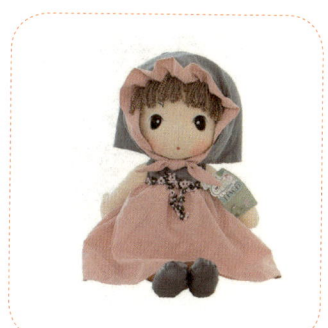

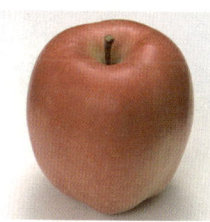 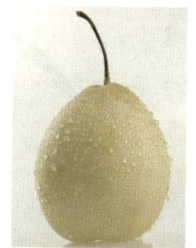 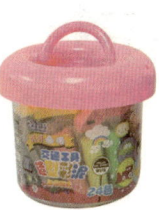

视觉空间训练流程解析

示例 3

将铅笔、毛衣、毛笔、粉笔、T恤、马甲、裤子、圆珠笔、帽子和橡皮进行分类。

小档案	
训练时长	
辅助情况	

训练方法示例

示例 4

将菠萝、葡萄、胡萝卜、桃子、茄子进行分类。

小档案	
训练时长	
辅助情况	

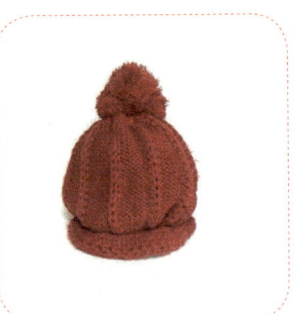
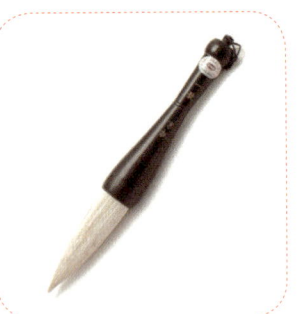
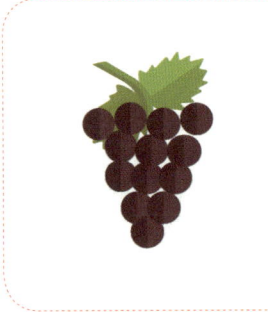

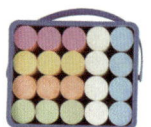
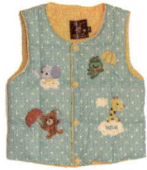
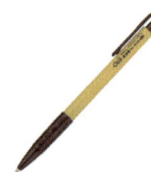
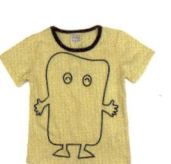

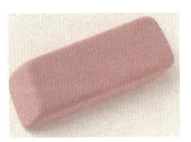
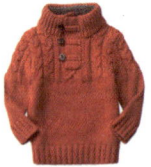
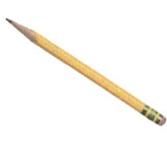
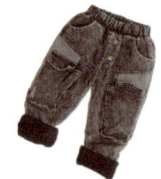

第三章 视觉空间技能基础训练项目

14 根据颜色给物品分类

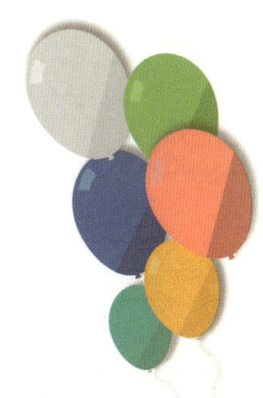

该技能的训练目的是，患者能够识别同颜色的物品。通过该技能的训练，患者应该能达到这样一种水平，即：展示给患者2个容器，并给他们不同颜色的物品，让患者把物品放入相应的容器内，并说"分类"，患者能够把同颜色物品放到相应的容器中。确保患者已经掌握该任务的先备技能，例如，掌握参与任务的能力、模仿能力、进行粗大动作的能力。另外，该技能训练的重点是分类，而不是语言理解，因此不要随意更改指令。如"将红色苹果和绿色苹果分类"或"分类物品"，这些指令需要更高级的语言理解能力，并且这种改变指令的做法会干扰对患者的预期反应。

扫描二维码，打印本技能训练配套表格

视觉空间训练流程解析

教学材料

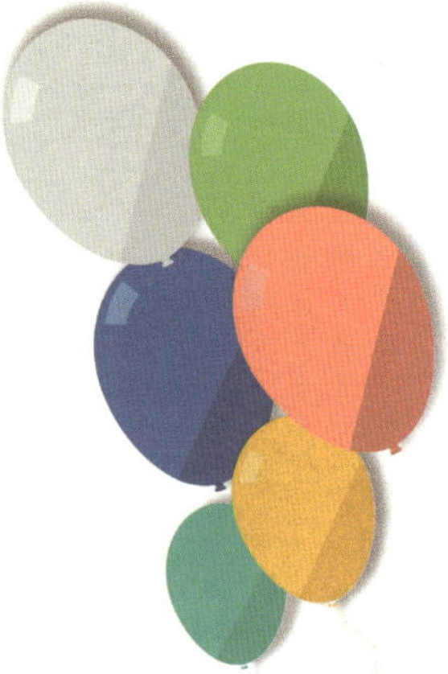

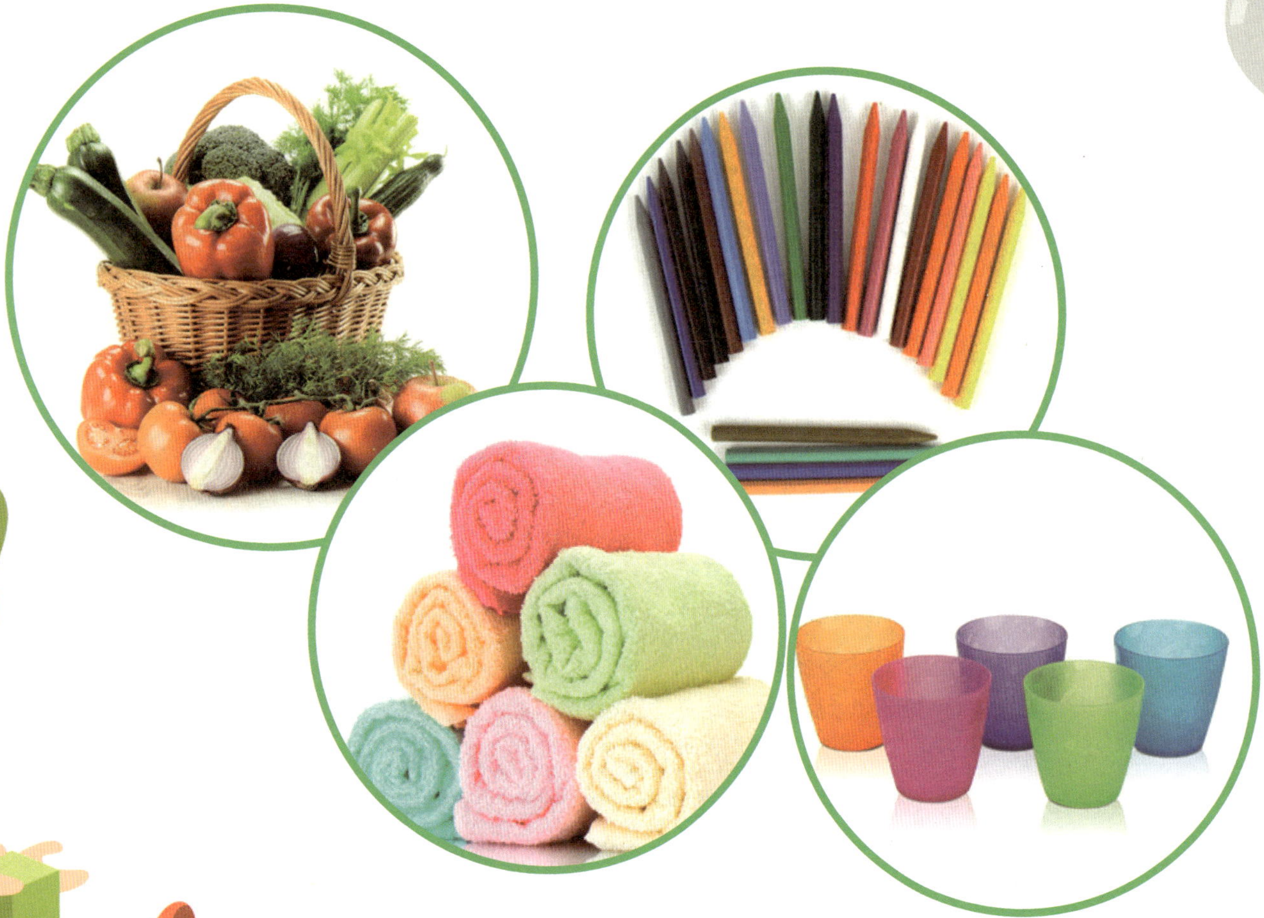

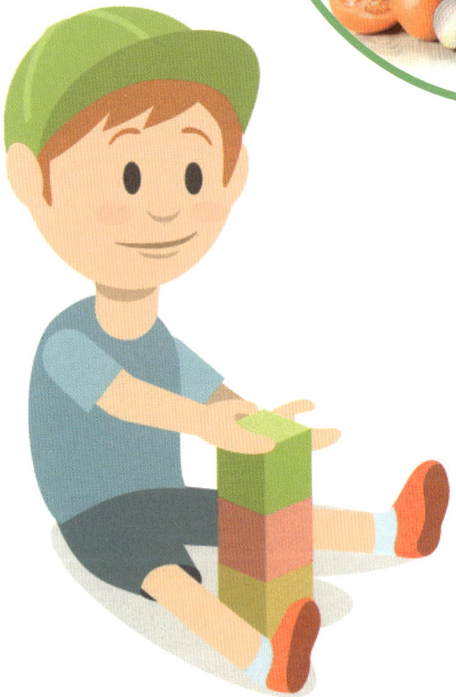

第三章
视觉空间技能基础训练项目

训练方法示例

示例 1

将红色苹果、绿色苹果和红色草莓进行分类。

小档案	
训练时长	
辅助情况	

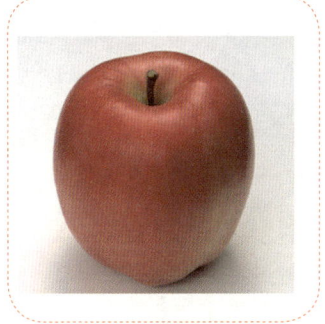 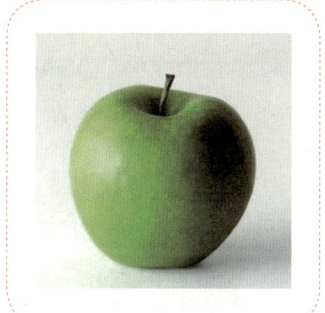

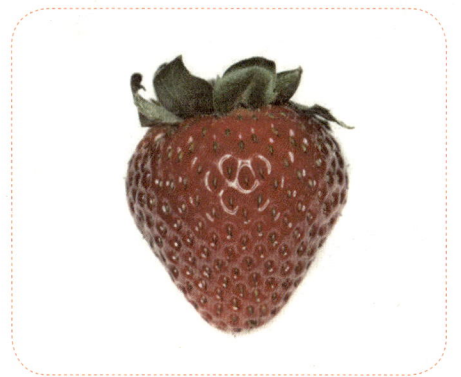

示例 2

将绿色的毛巾、粉色的毛巾、绿色的杯子、粉色的碗和绿色的笔筒进行分类。

小档案	
训练时长	
辅助情况	

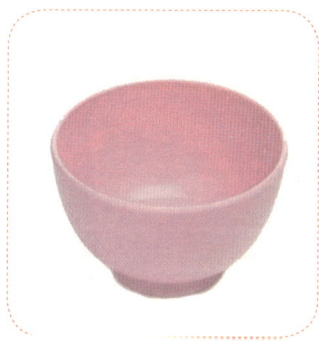 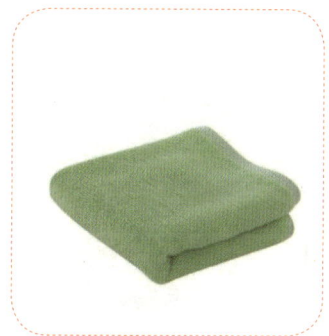

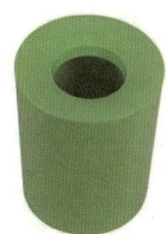 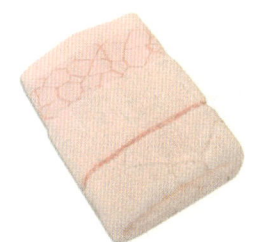 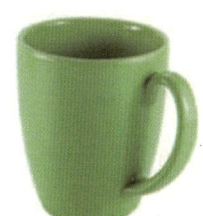

视觉空间训练流程解析

示例3

将黄色香蕉、黄色梨、蓝色裤子、蓝色橡皮、黄色毛衣、蓝色扣子、黄色T恤、蓝色T恤、蓝色水杯和黄色水杯进行分类。

小档案	
训练时长	
辅助情况	

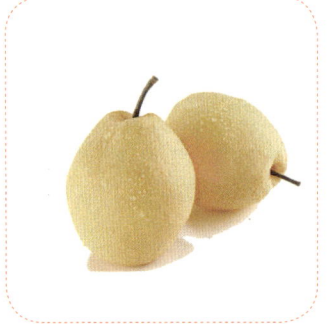
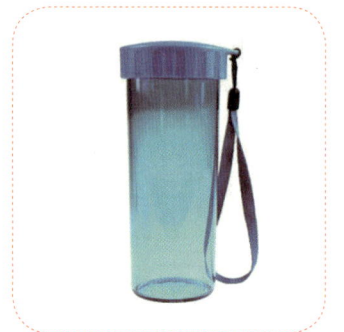
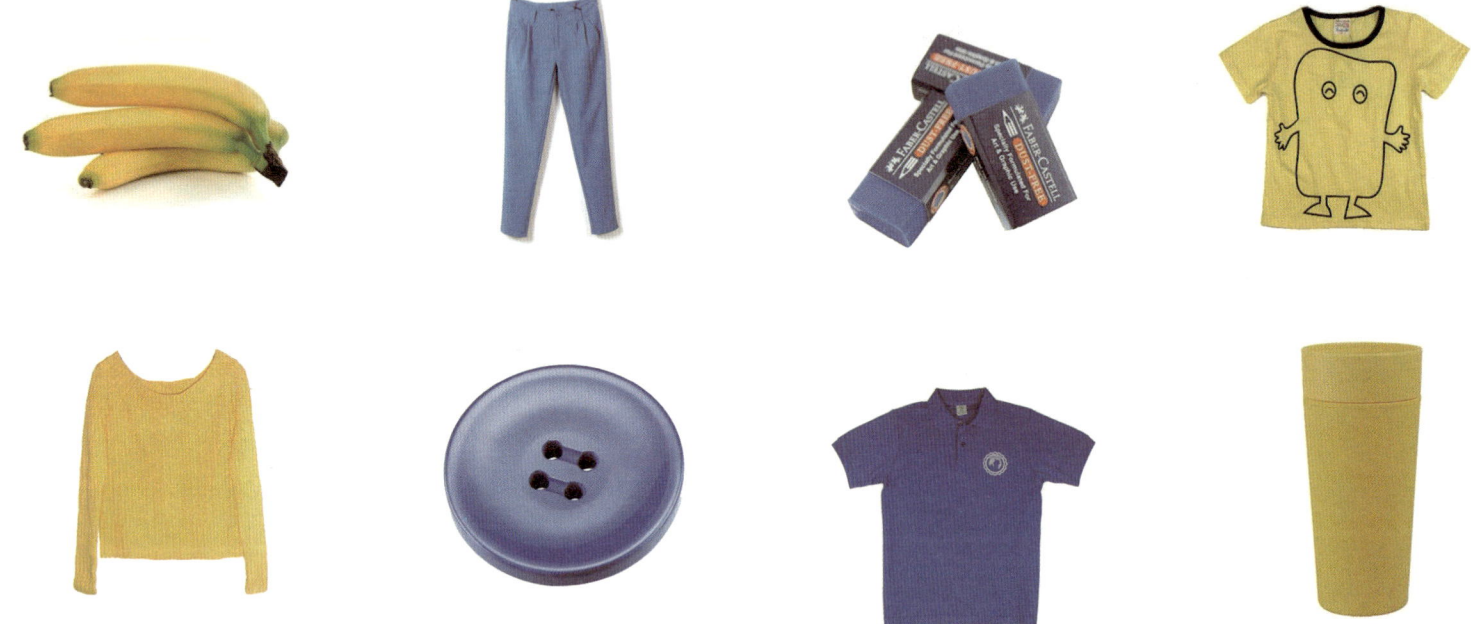

15 根据尺寸给物品分类

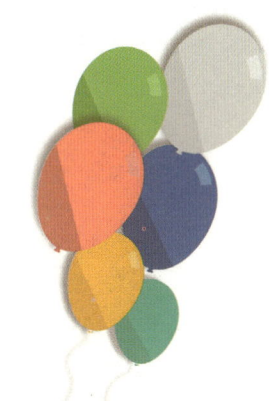

该技能的训练目的是，患者能够识别同尺寸的物品。通过该技能的训练，患者应该能达到这样一种水平，即：展示给患者2个容器，并给他们不同尺寸的物品，让患者把物品放入相应的容器内，并说"分类"，患者能够把同尺寸物品放到相应的容器中。确保患者已经掌握该任务的先备技能，例如，掌握参与任务的能力、模仿能力、进行粗大动作的能力。另外，该技能训练的重点是分类，而不是语言理解，因此不要随意更改指令。如"将大苹果和小草莓分类"或"分类物品"，这些指令需要更高级的语言理解能力，并且这种改变指令的做法会干扰对患者的预期反应。

扫描二维码，打印本技能训练配套表格

视觉空间训练流程解析

教学材料

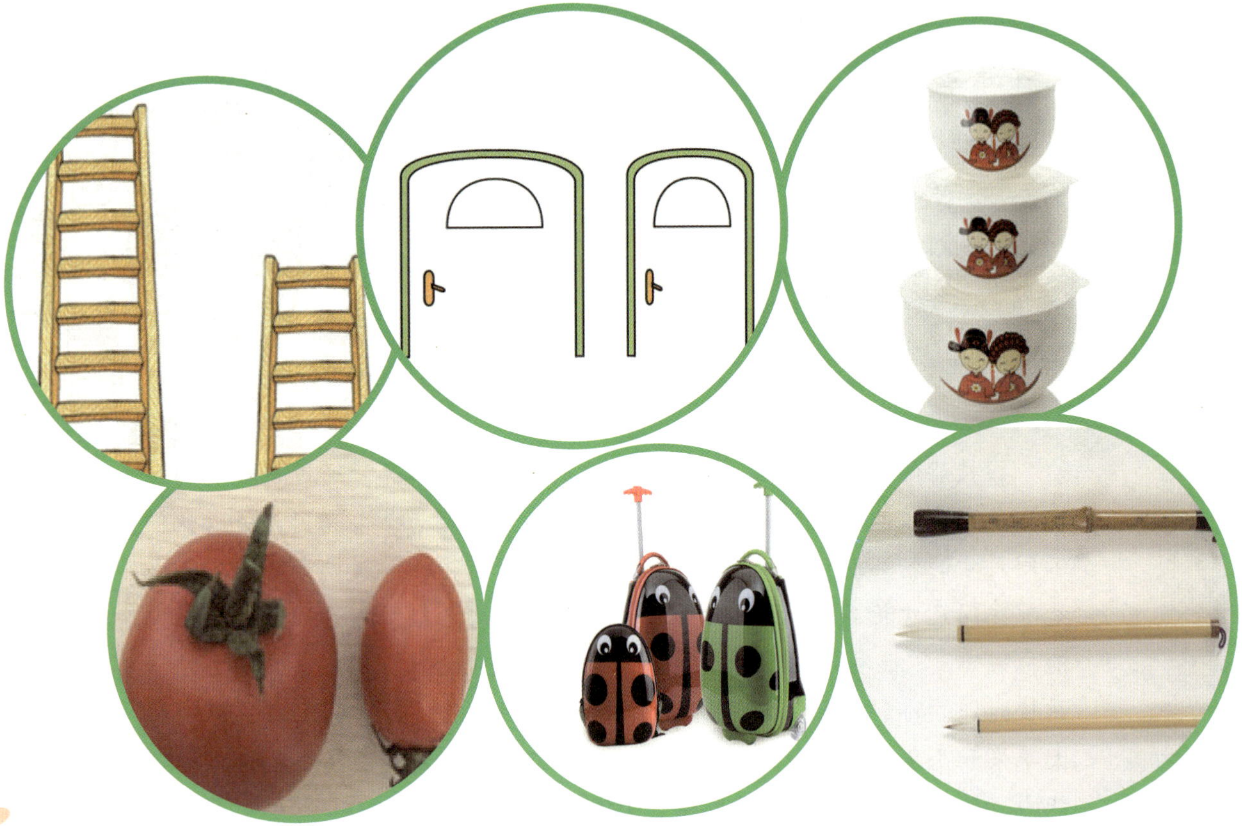

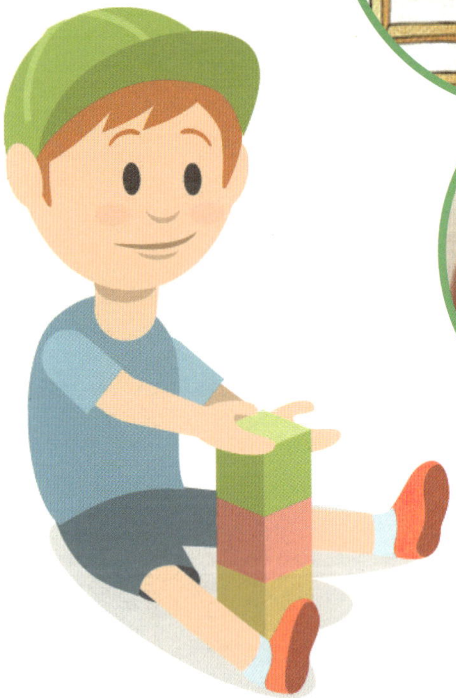

第三章
视觉空间技能基础训练项目

示例 1

将 3 个不同大小的碗进行分类。

小档案	
训练时长	
辅助情况	

示例 2

将 3 条不同长短的毛巾进行分类。

小档案	
训练时长	
辅助情况	

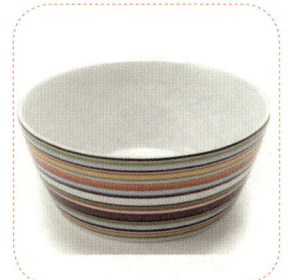 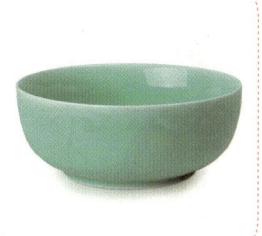 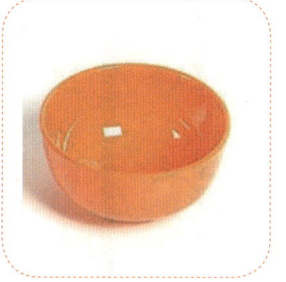 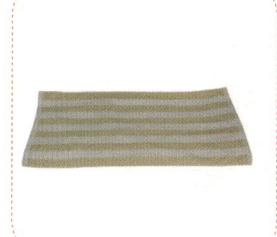 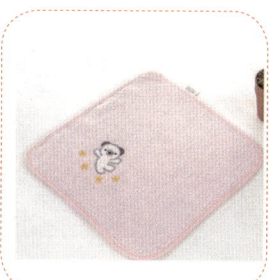 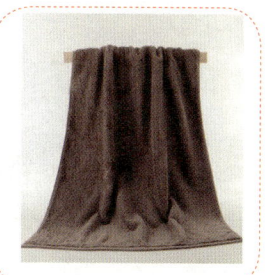

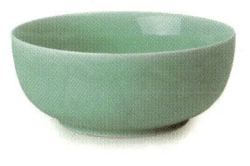 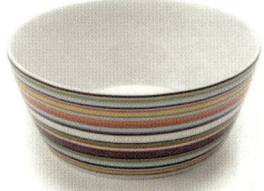 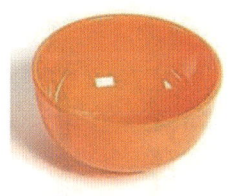 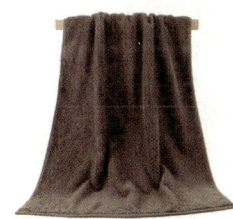 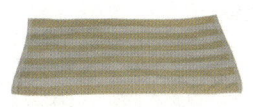 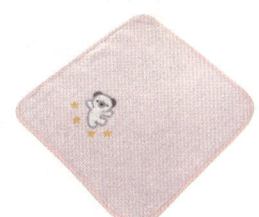

视觉空间训练流程解析

示例 3

将 8 颗不同大小的纽扣进行分类。

小档案	
训练时长	
辅助情况	

训练方法示例

示例 4

将 8 根不同粗细的铅笔进行分类。

小档案	
训练时长	
辅助情况	

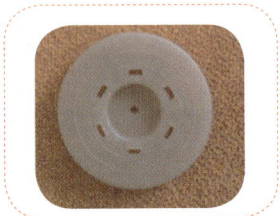 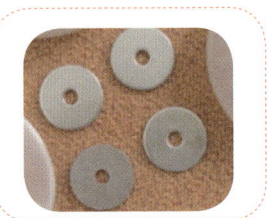

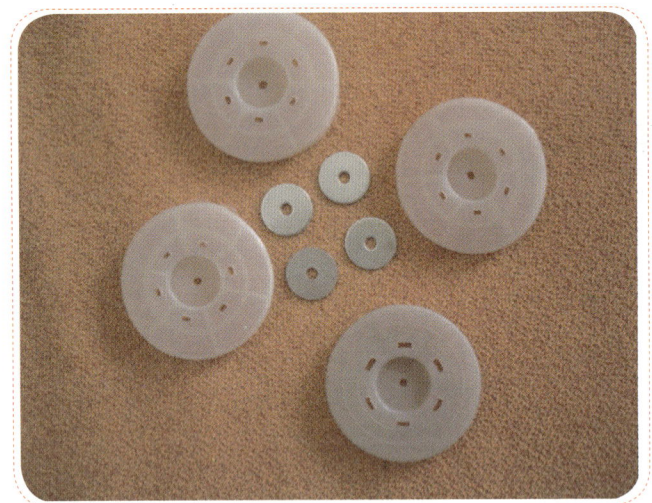

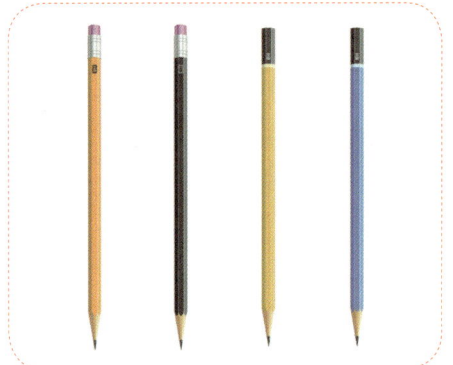 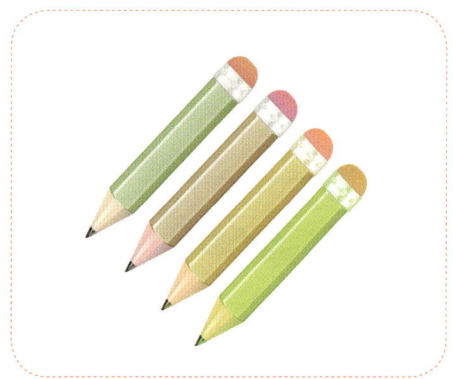

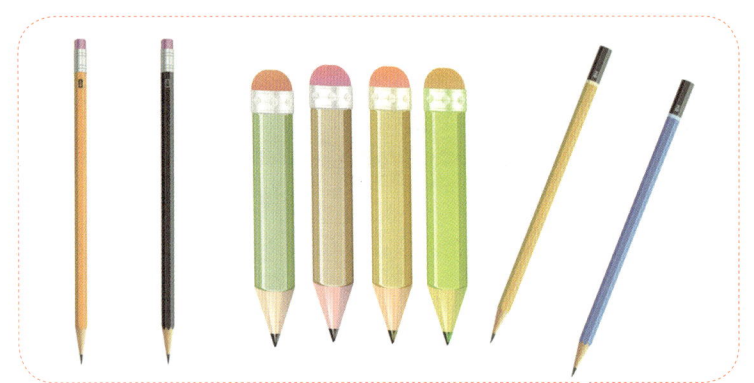

第三章 视觉空间技能基础训练项目

16 相似图片分类

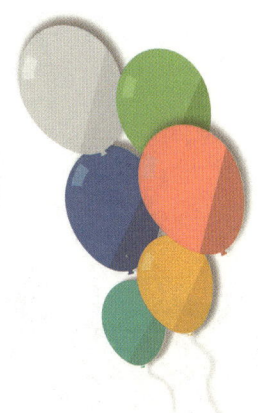

该技能的训练目的是，患者能够识别相似图片。通过该技能的训练，患者应该能达到这样一种水平，即：展示给患者 2 个容器，并给他们一组相似物品的图片让其分类，患者能够把相似图片放到相应的容器中。如果患者可以很好地掌握将物体分类的能力，并能快速通过项目测试，那么就没有必要再进行此任务的训练。此任务和配对任务较为相似，所不同的是，此项任务教授患者同时将一组图片进行配对。

扫描二维码，打印本技能训练配套表格

视觉空间训练流程解析

教学材料

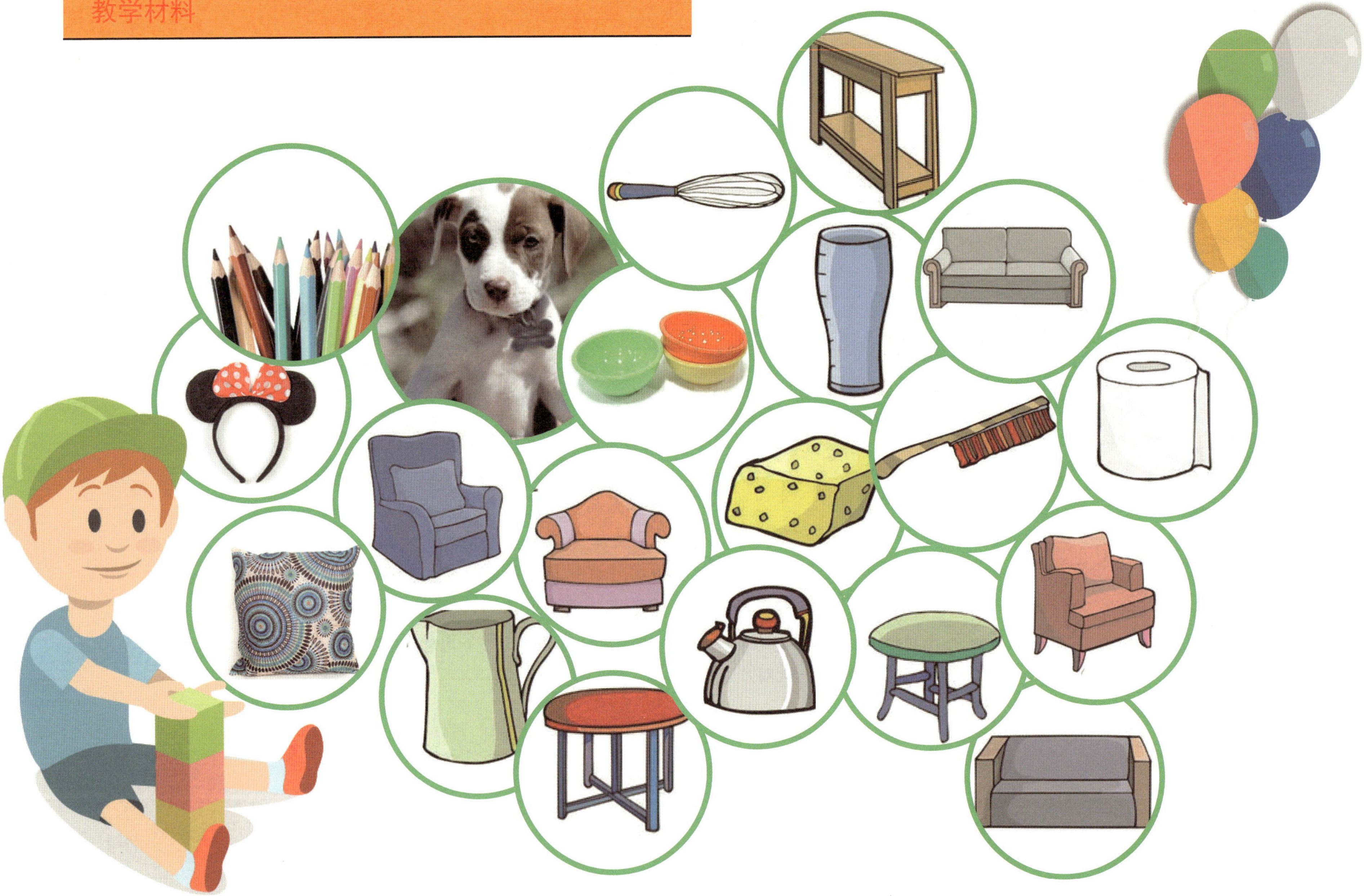

第三章
视觉空间技能基础训练项目

示例 1

将 3 张相似的图片进行分类。

小档案	
训练时长	
辅助情况	

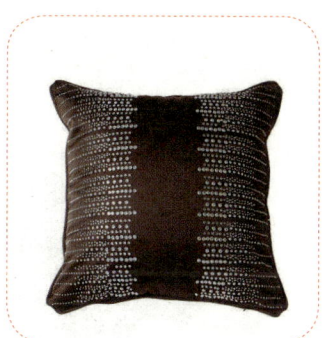

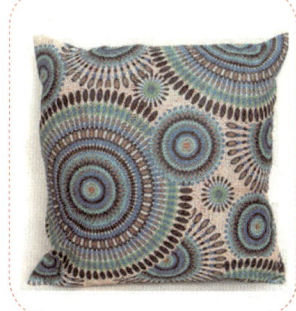
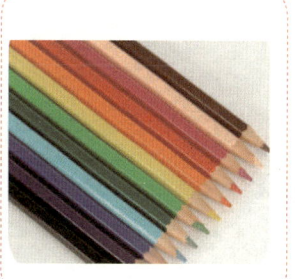

示例 2

将 5 张相似的图片进行分类。

小档案	
训练时长	
辅助情况	

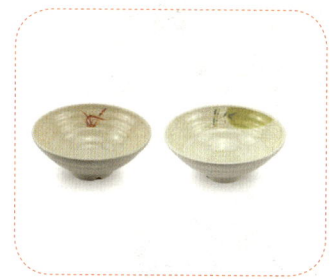
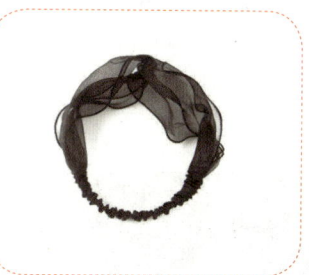
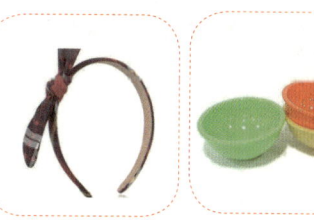
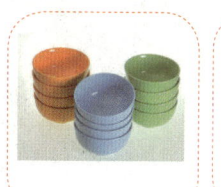

77

视觉空间训练流程解析

训练方法示例

示例 3

将 10 张相似的图片进行分类。

小档案	
训练时长	
辅助情况	

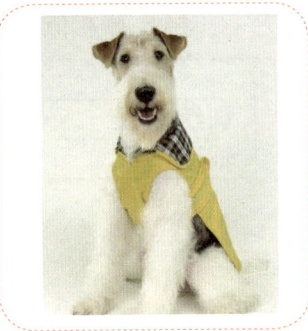
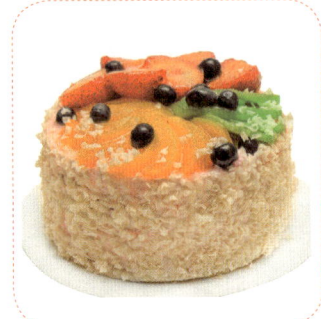
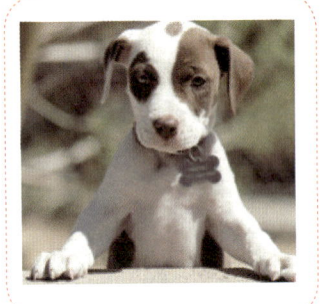
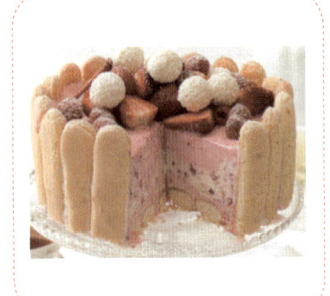
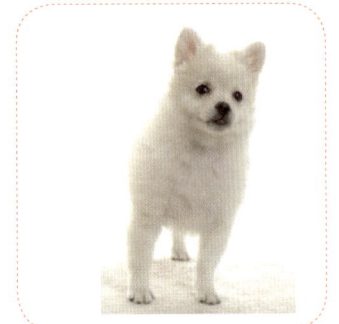
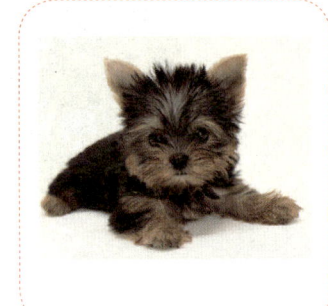
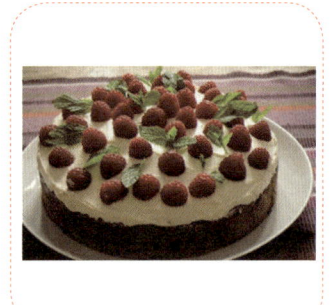
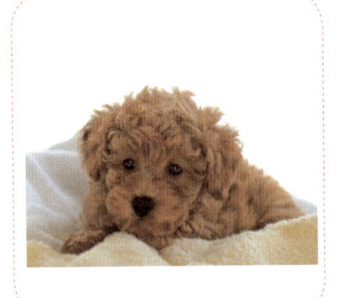
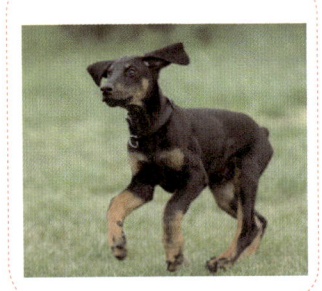
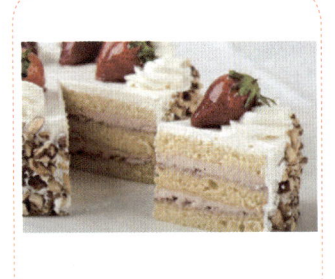
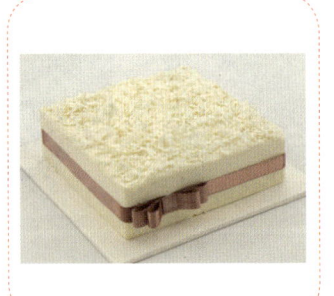
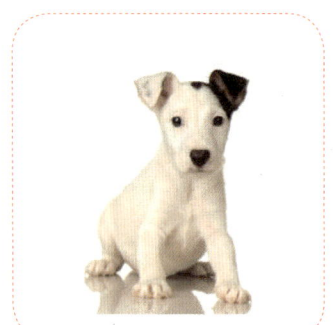

第三章 视觉空间技能基础训练项目

17 根据颜色分类图片

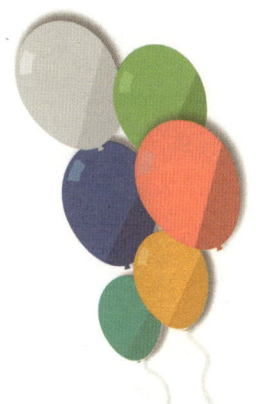

该技能的训练目的是，患者能够识别同颜色图片。通过该技能的训练，患者应该能达到这样一种水平，即：展示给患者2个容器，并给他们一组要被分类的图片，并说"分类"，患者将能够正确分类图片。如果患者可以很好地掌握将物体分类的能力，并能快速通过项目测试，那么就没有必要再进行此任务的训练。此任务和配对任务较为相似，所不同的是，此项任务教授患者同时将一组图片进行配对。

扫描二维码，打印本技能训练配套表格

视觉空间训练流程解析

教学材料

紫色

黄色

绿色

红色

蓝色

黑色

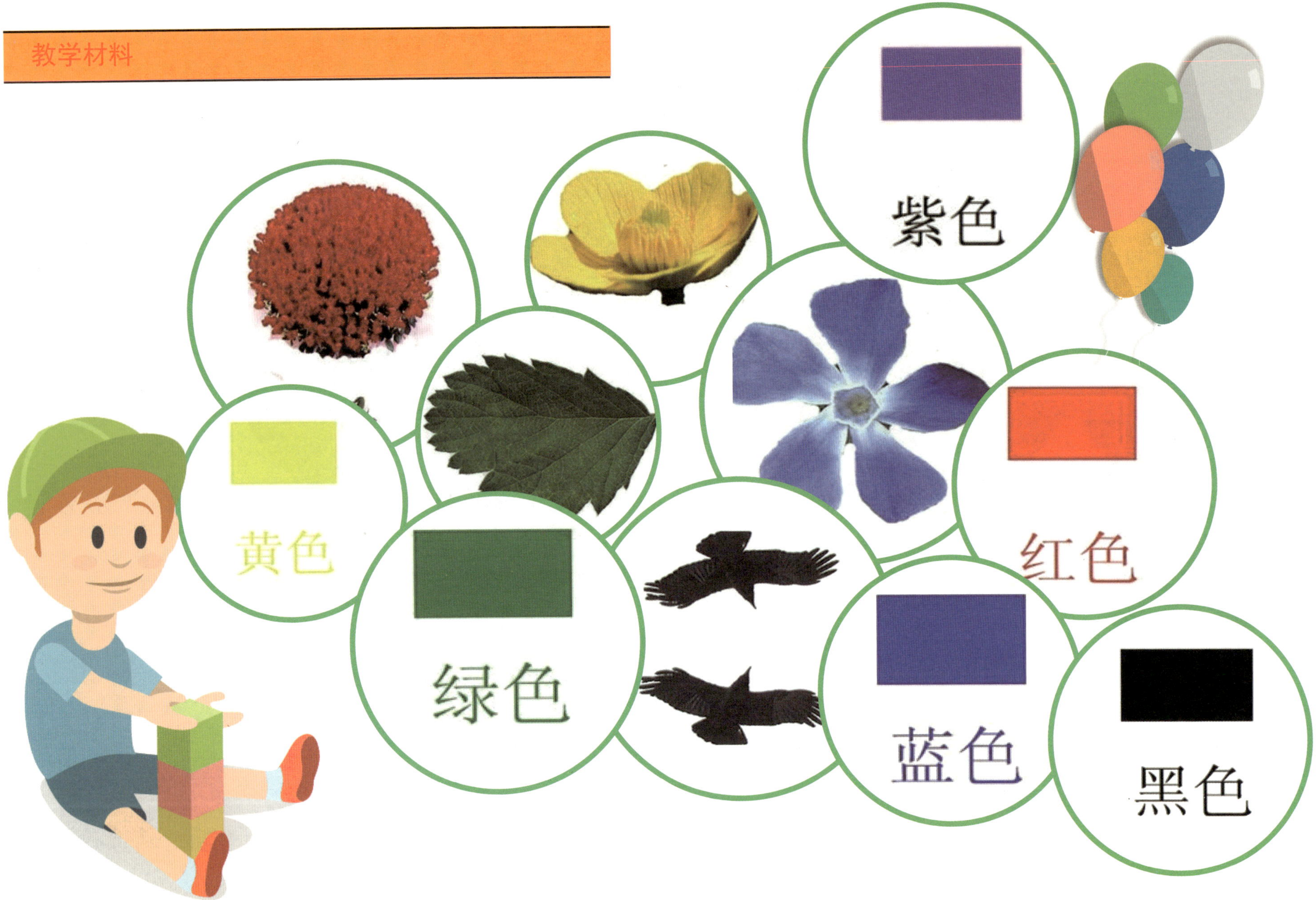

第三章
视觉空间技能基础训练项目

训练方法示例

示例 1

将 3 张图片进行分类。

小档案	
训练时长	
辅助情况	

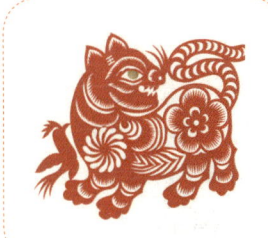 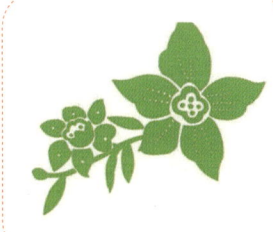 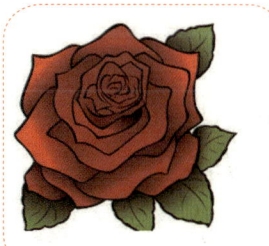

示例 2

将 5 张图片进行分类。

小档案	
训练时长	
辅助情况	

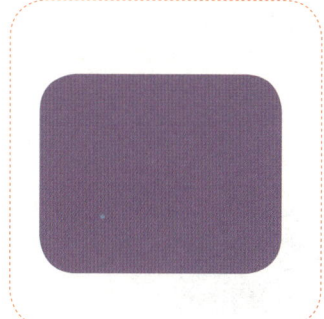 

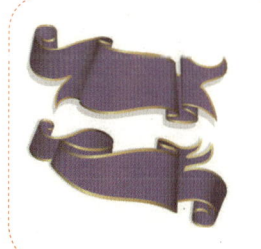 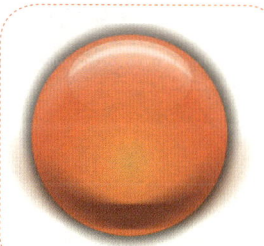 

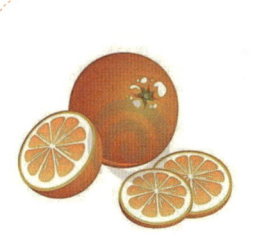 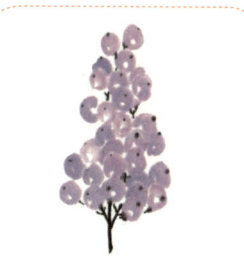

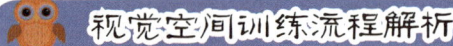

视觉空间训练流程解析

训练方法示例

示例 3

将 10 张相似的图片进行分类。

小档案	
训练时长	
辅助情况	

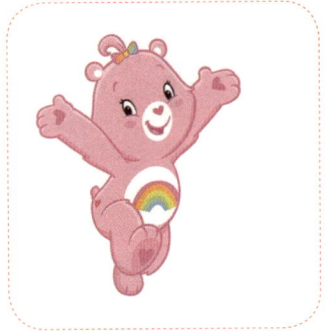
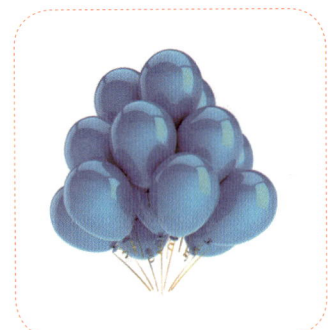
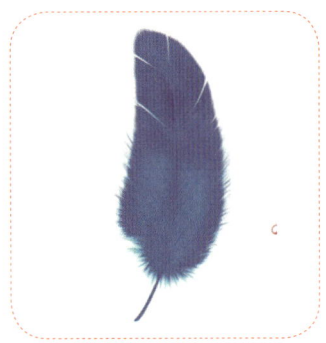

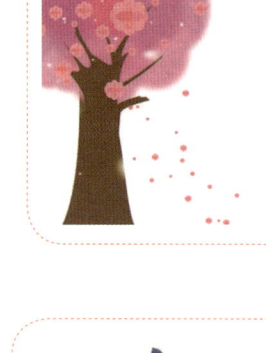

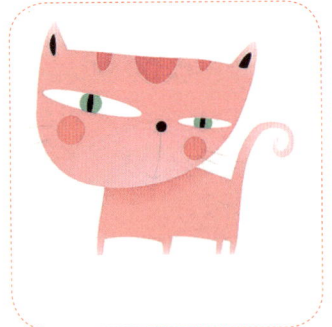

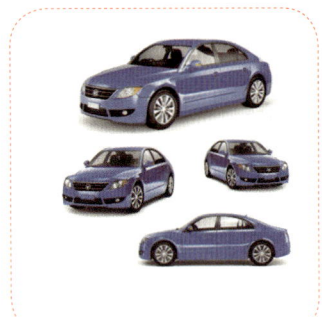
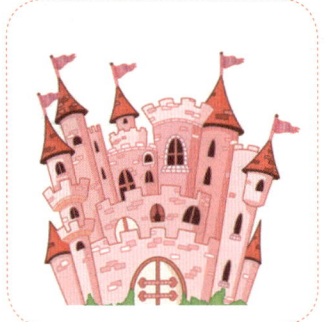
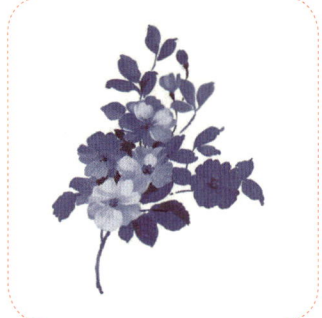

第三章
视觉空间技能基础训练项目

18 根据尺寸分类图片

该技能的训练目的是，患者能够识别同尺寸图片。通过该技能的训练，患者应该能达到这样一种水平，即：展示给患者2个容器，并给他们一组要被分类的图片，并说"分类"，患者将能够正确分类图片。如果患者可以很好地掌握将物体分类的能力，并能快速通过项目测试，那么就没有必要再进行此任务的训练。此任务和配对任务较为相似，所不同的是，此项任务教授患者同时将一组图片进行配对。

扫描二维码，打印本技能训练配套表格

视觉空间训练流程解析

教学材料

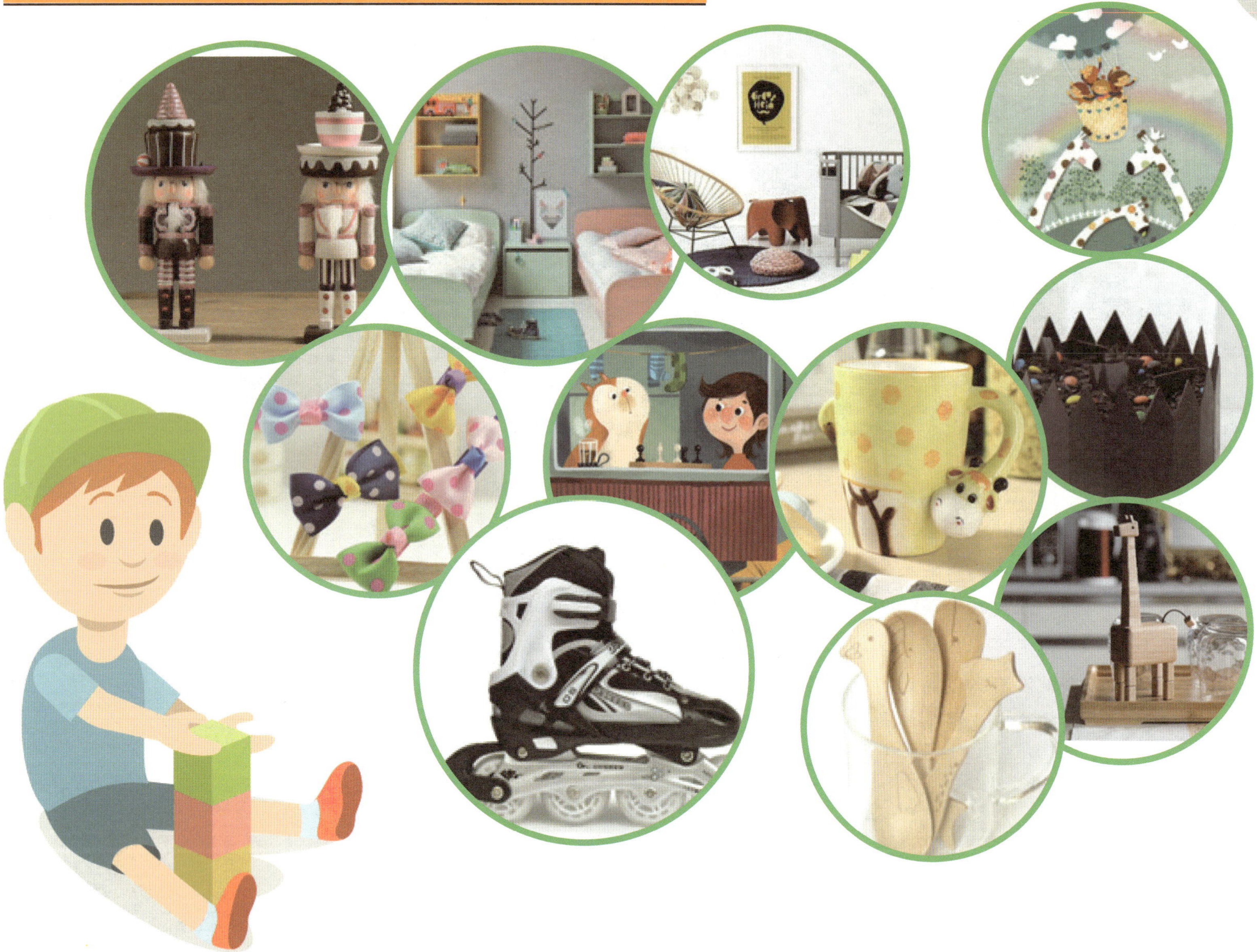

第三章
视觉空间技能基础训练项目

训练方法示例

示例 1

将 3 张图片进行分类。

小档案	
训练时长	
辅助情况	

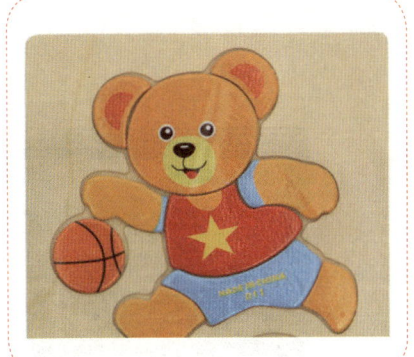

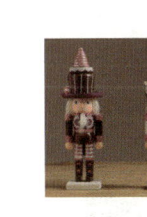
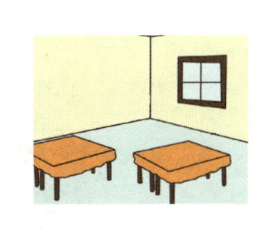
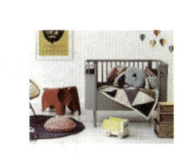

示例 2

将 5 张图片进行分类。

小档案	
训练时长	
辅助情况	

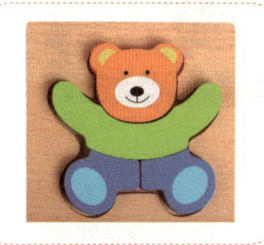
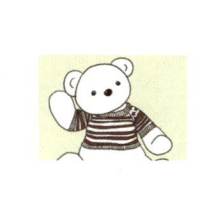
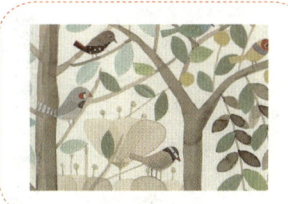
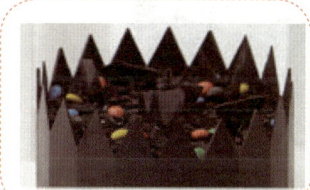
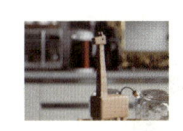
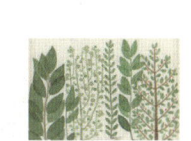
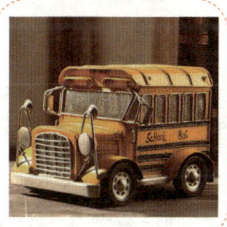

视觉空间训练流程解析

训练方法示例

示例 3

将 10 张相似的图片进行分类。

小档案	
训练时长	
辅助情况	

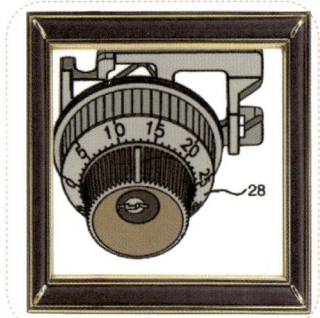
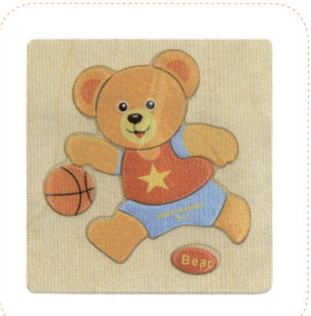
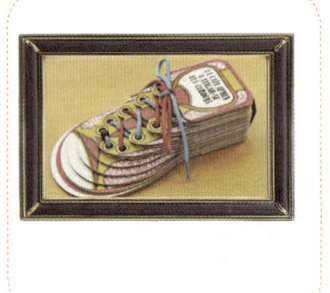
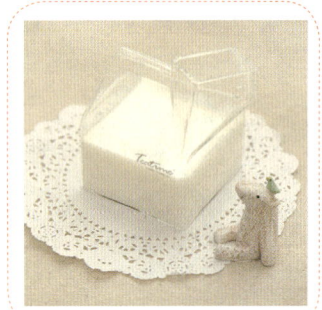
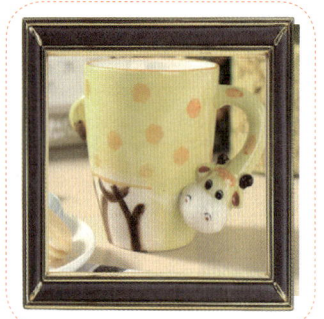
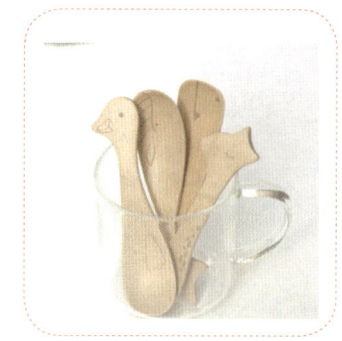
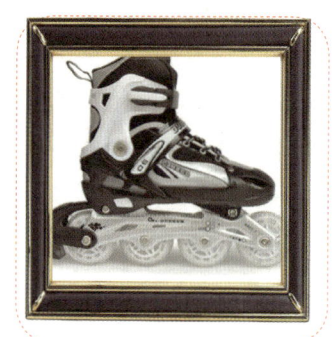
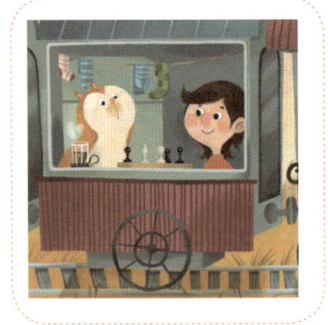
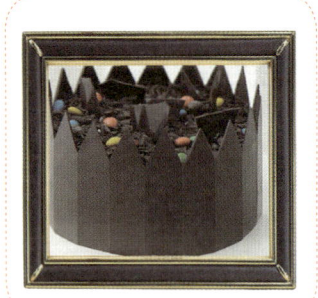
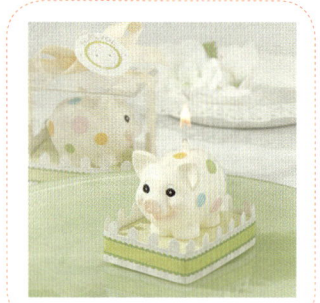
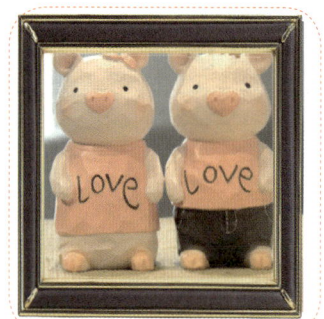
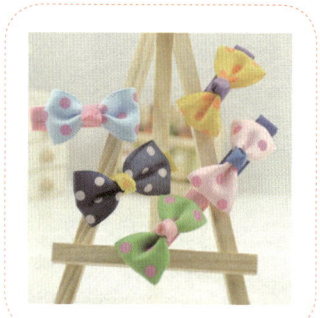

第三章 视觉空间技能基础训练项目

19 根据类别分类图片

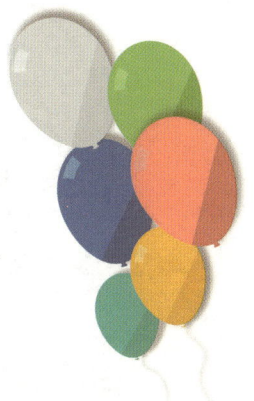

该技能的训练目的是，患者能够识别同种类图片。通过该技能的训练，患者应该能达到这样一种水平，即：展示给患者2个容器，并给他们一组要被分类的图片，并说"分类"，患者将能够正确分类图片。如果患者可以很好地掌握将物体分类的能力，并能快速通过项目测试，那么就没有必要再进行此任务的训练。此任务和配对任务较为相似，所不同的是，此项任务教授患者同时将一组图片进行配对。

扫描二维码，打印本技能训练配套表格

视觉空间训练流程解析

教学材料

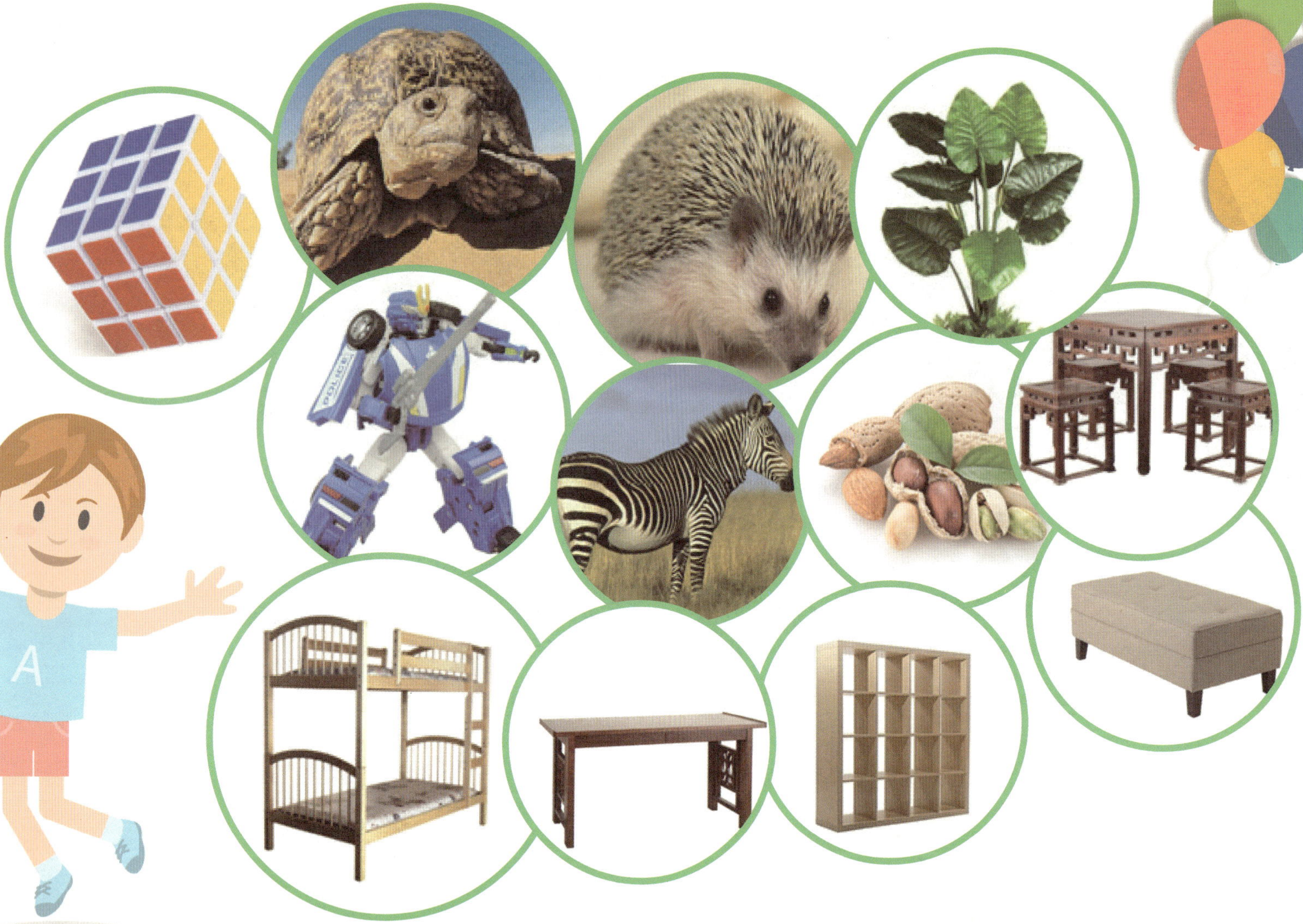

第三章 视觉空间技能基础训练项目

训练方法示例

示例 1

将 3 张图片进行分类。

小档案	
训练时长	
辅助情况	

动物

坚果

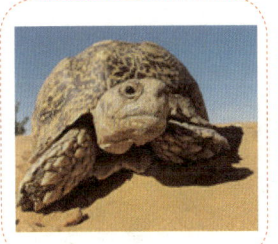
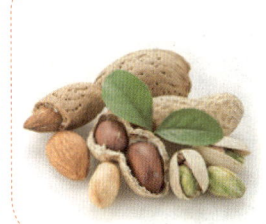
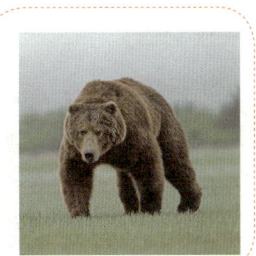

示例 2

将 5 张图片进行分类。

小档案	
训练时长	
辅助情况	

动物

植物

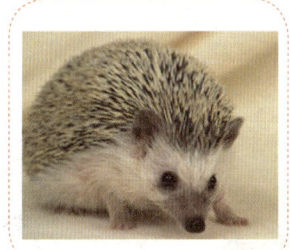
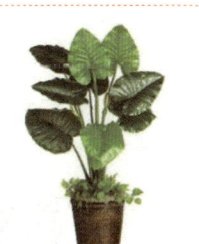
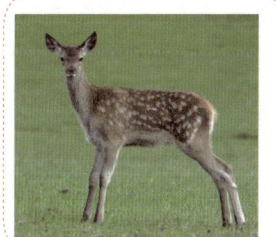
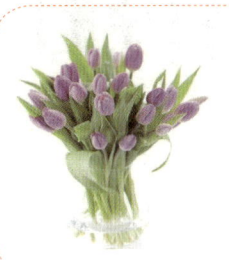
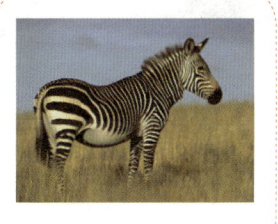

视觉空间训练流程解析

训练方法示例

| 玩具 | 家具 |

示例3

将10张相似的图片进行分类。

小档案	
训练时长	
辅助情况	

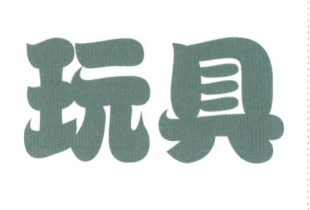
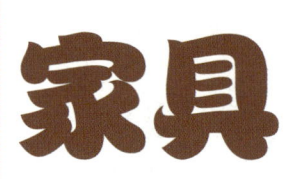
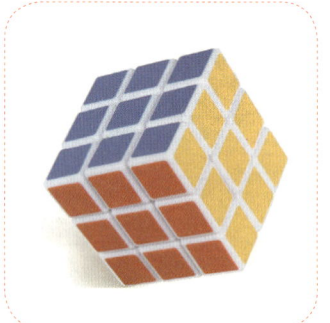
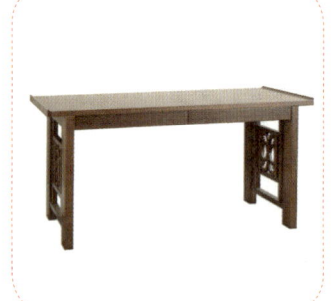
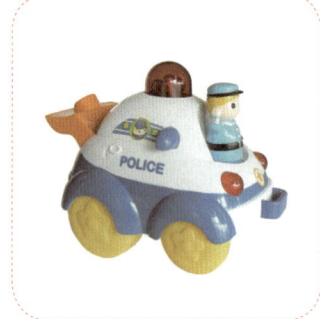
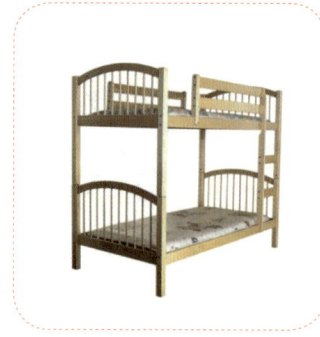
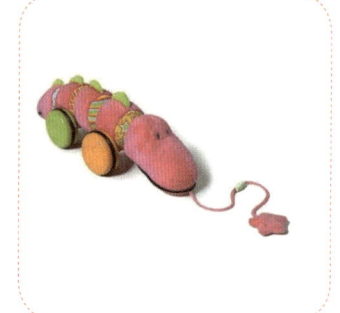
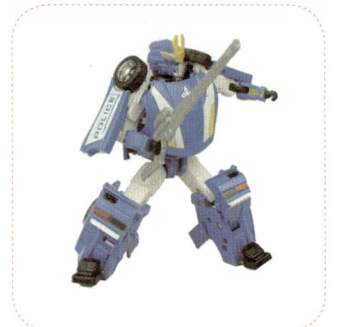
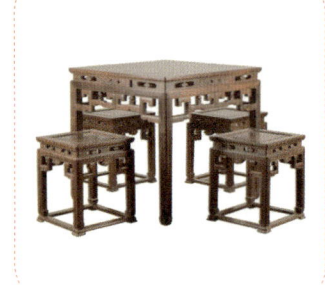
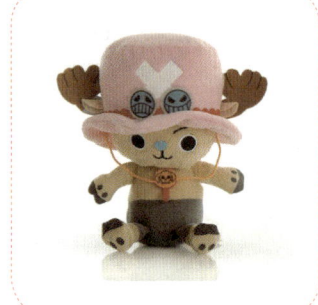
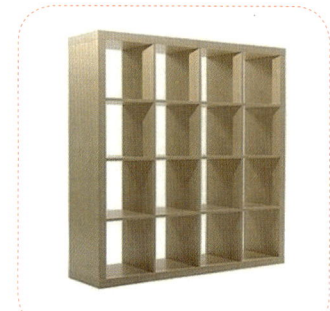
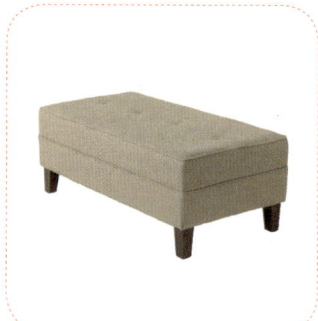

第三章
视觉空间技能基础训练项目

20 拼图

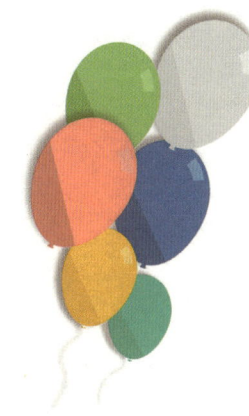

该技能的训练目的是，患者能够完成拼图。通过该技能的训练，患者应该能达到这样一种水平，即：给患者展示一份拼图，并说"拼拼图"，患者将能够正确完成拼图。训练过程中可以考虑使用单纯的形状拼图（只有方形、菱形、圆形等），这样可以减少干扰，快速达标。对于那些止步不前的患者，可以使用逆向链接教学法，即：展示给患者3块拼图，其中2块已经拼接好，给出指令并辅助其完成拼图；渐渐消退辅助/提示，患者可以单独完成拼图；然后给患者展示同样的3块拼图，其中1块已经拼好，让他们拼好剩下的2块；当患者掌握了此技能，可以直接进入逆向链接教学过程的最后一步，患者把3块拼图拼好。

扫描二维码，打印本技能训练配套表格

视觉空间训练流程解析

教学材料

第三章
视觉空间技能基础训练项目

训练方法
示例

示例 1

拼 3 块有抓手的嵌入式拼图。

小档案	
训练时长	
辅助情况	

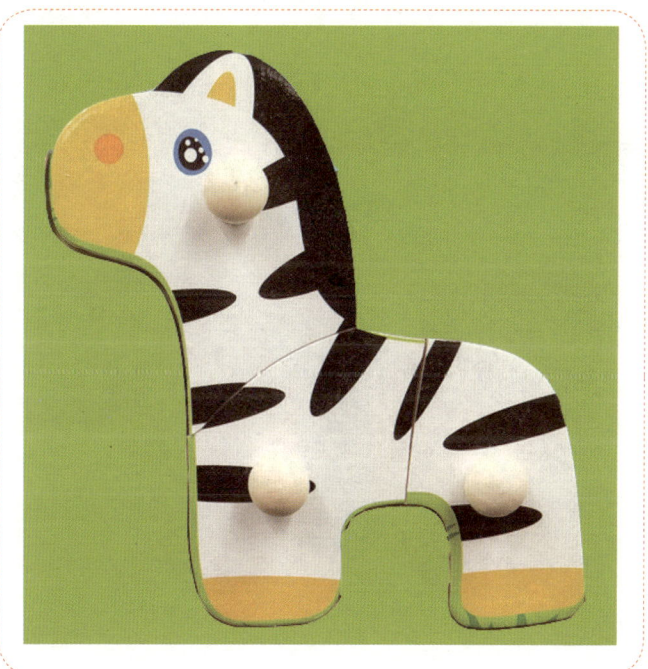

示例 2

拼 4 块有抓手的嵌入式拼图。

小档案	
训练时长	
辅助情况	

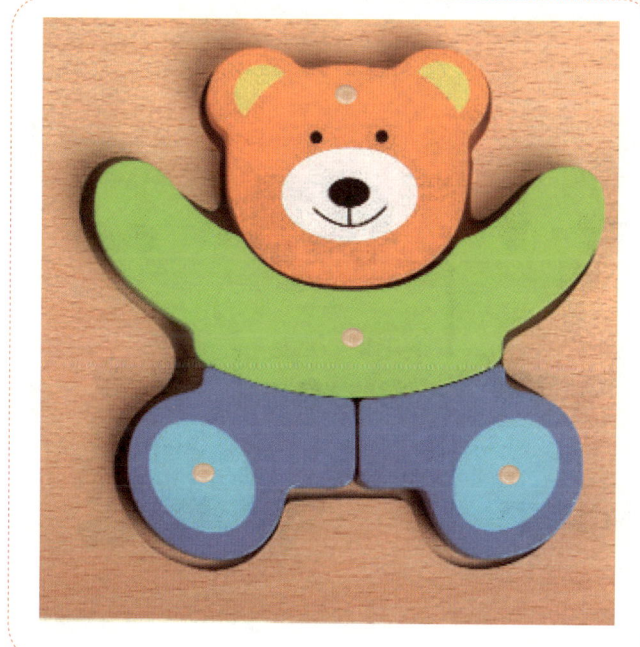

视觉空间训练流程解析

训练方法示例

示例 3

拼 9 块有抓手的嵌入式拼图。

小档案	
训练时长	
辅助情况	

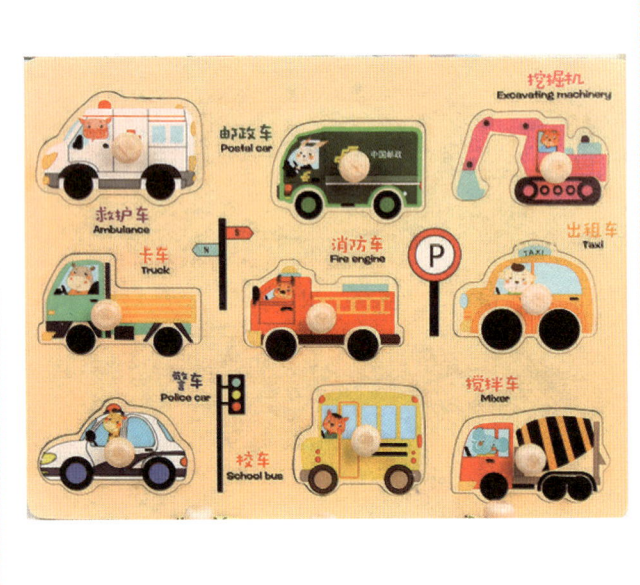

示例 4

拼 3 块没有抓手的嵌入式拼图。

小档案	
训练时长	
辅助情况	

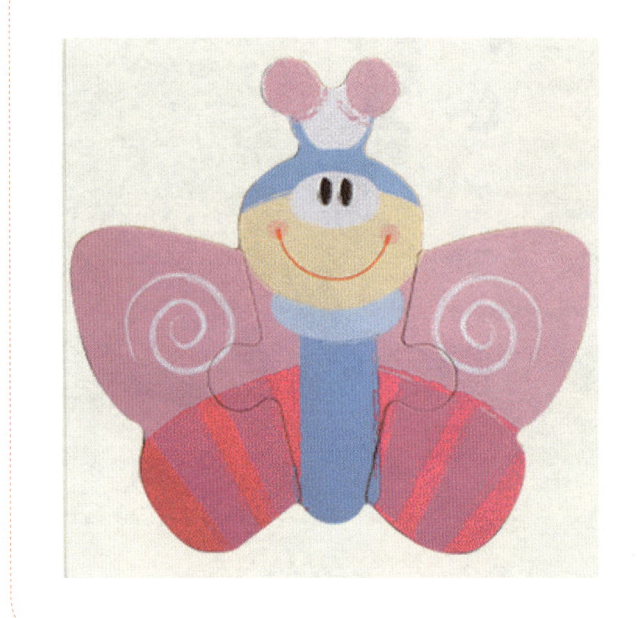

第三章
视觉空间技能基础训练项目

示例 5

拼 5 块没有抓手的嵌入式拼图。

小档案	
训练时长	
辅助情况	

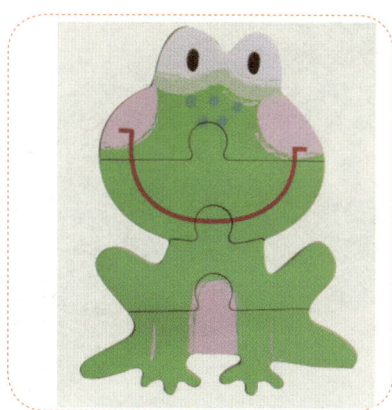

训练方法示例

示例 7

拼 5 块拼接式拼图。

小档案	
训练时长	
辅助情况	

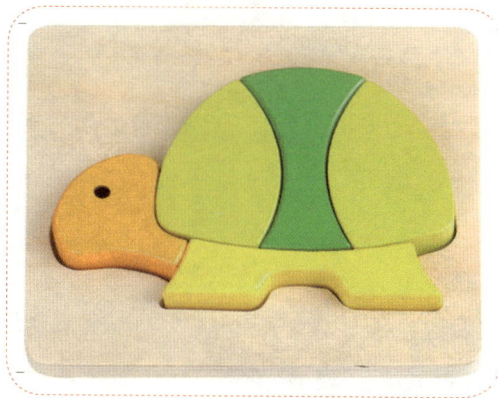

示例 6

拼 9 块没有抓手的嵌入式拼图。

小档案	
训练时长	
辅助情况	

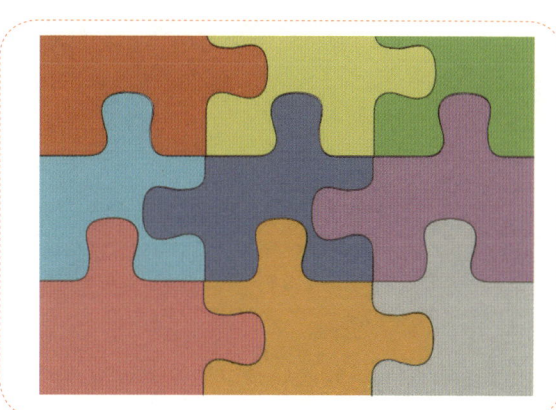

示例 8

拼 8-10 块拼接式拼图。

小档案	
训练时长	
辅助情况	

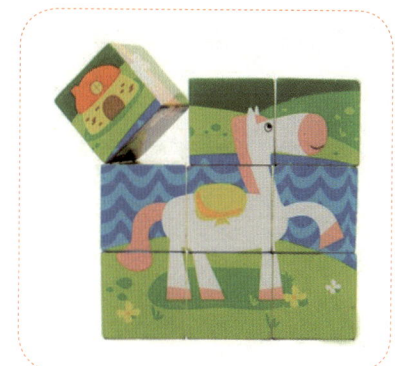

视觉空间训练流程解析

21 形状箱

该技能的训练目的是，患者能够正确投放图形。通过该技能的训练，患者应该能达到这样一种水平，即：给患者展示一个形状箱，并说"玩吧"，患者将能够正确投放图形。当辅助患者放形状时，要从简单的形状开始，如圆形或方形，然后再过渡到较难的形状如星形。

扫描二维码，打印本技能训练配套表格

第三章
视觉空间技能基础训练项目

教学材料

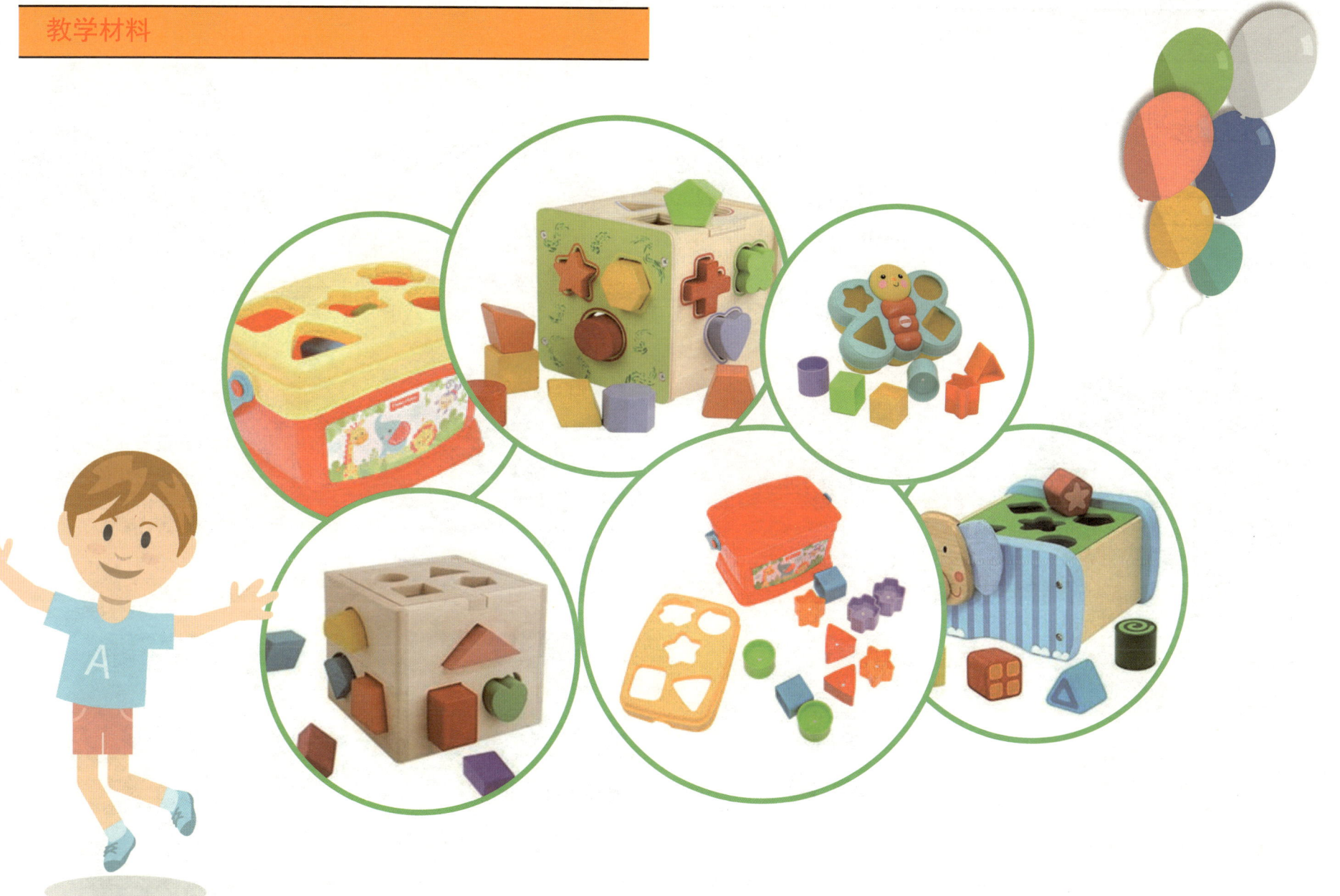

视觉空间训练流程解析

训练流程

逆向链接训练

小档案	
训练时长	
辅助情况	

行为链第7步：患者把最后一块形状放入相应的形状孔中。

→

行为链第6步：患者把第三块形状放入相应的形状孔中。

→

行为链第5步：患者把第二块形状放入相应的形状孔中。

↓

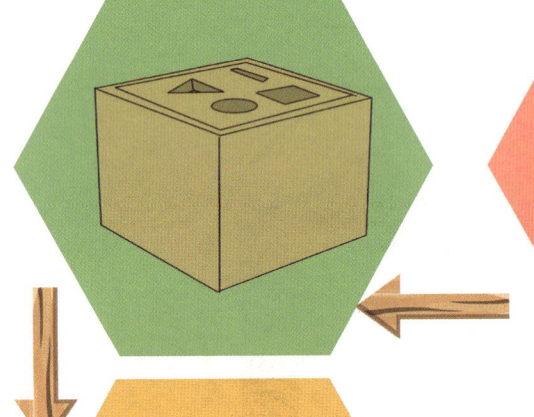

←

行为链第3步：患者把形状箱盖子盖上。

←

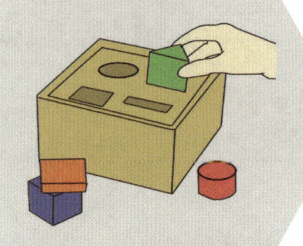

←

行为链第4步：患者把第一块形状放入相应的形状孔中。

↓

行为链第2步：患者会从形状箱中倒出所有形状。

→

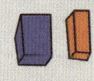
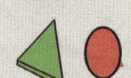

→

行为链第1步：患者打开形状箱的盖子。

→

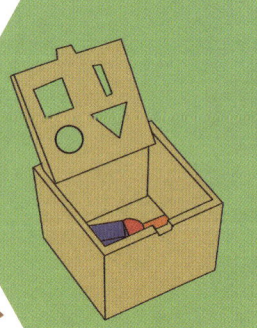

98

第四章

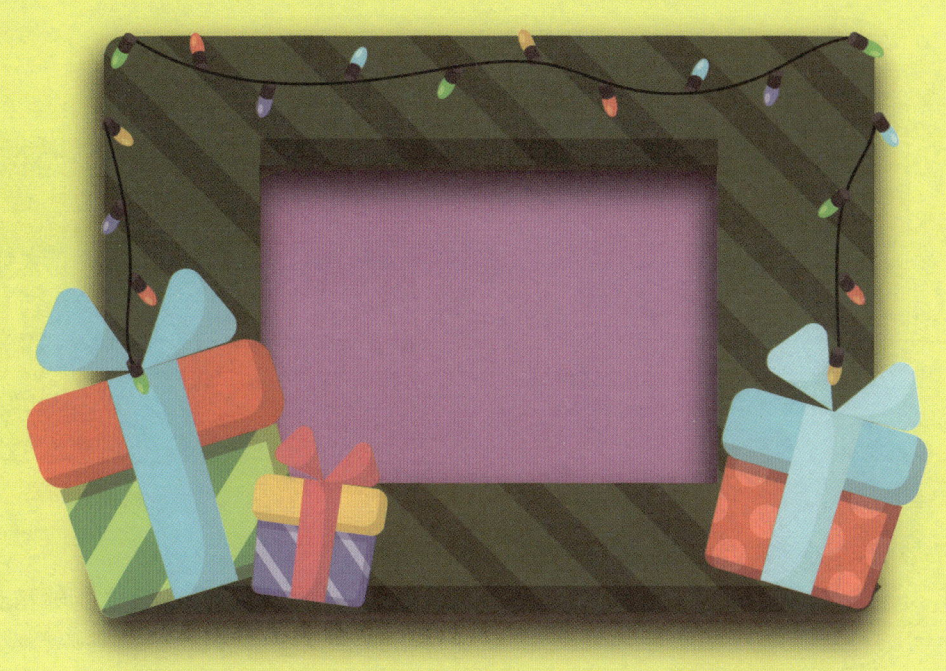

视觉空间技能初级训练项目

视觉空间训练流程解析

01 按要求排列物品

该技能的训练目的是，患者能够根据指令排列物品或图片。通过该技能的训练，患者应该能达到这样一种水平，即：向患者展示一组有相同特质的物品或图片，让其按照一定顺序排列，并说"排列"，患者将能够正确排列图片。

扫描二维码，打印本技能训练配套表格

第四章
视觉空间技能初级训练项目

教学材料

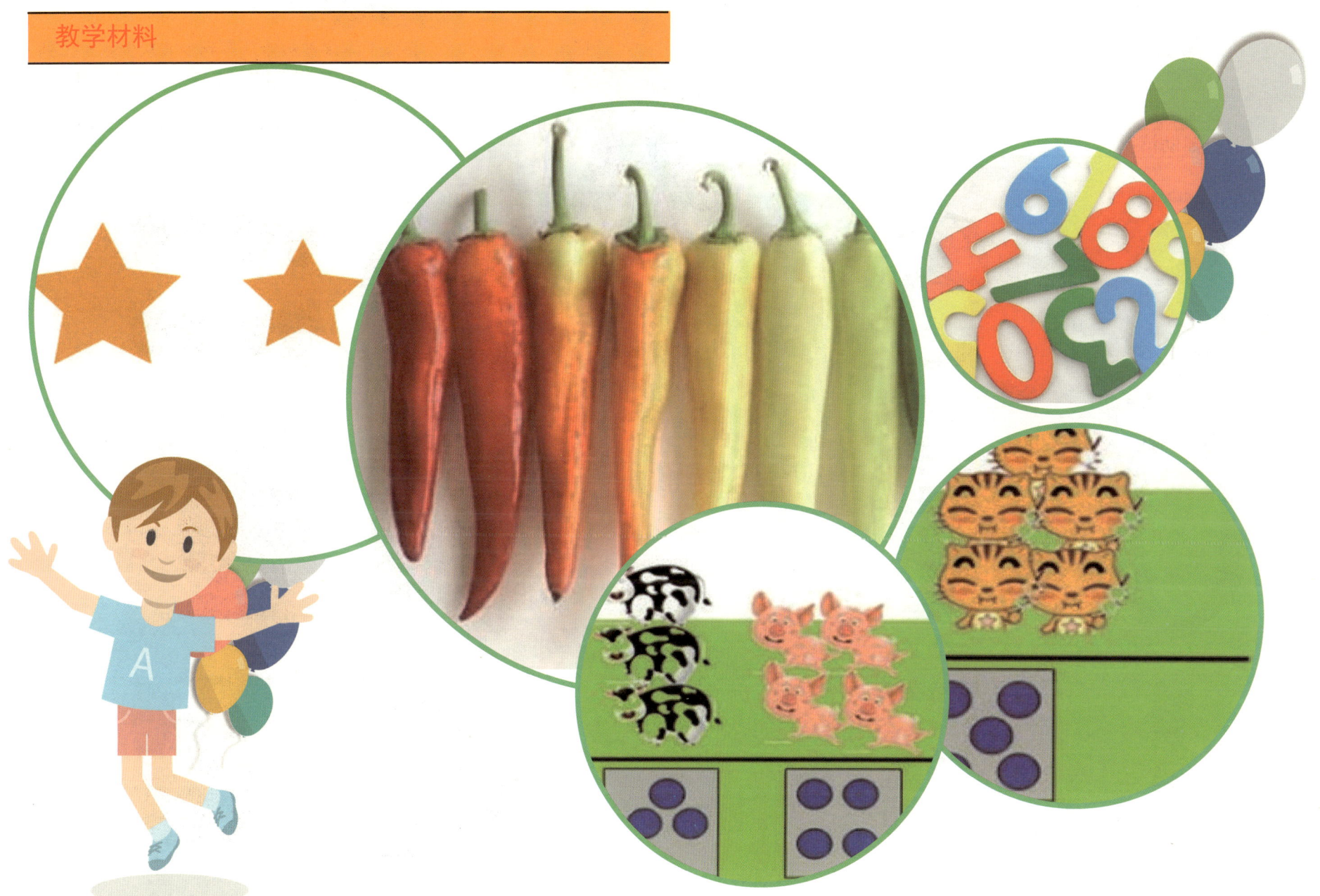

视觉空间训练流程解析

示例1

将以下数字按从小到大或从大到小排列。

小档案	
训练时长	
辅助情况	

8　6

0　4

1　5

训练方法示例

示例2

将以下苹果按数量从多到少或从少变多排列。

小档案	
训练时长	
辅助情况	

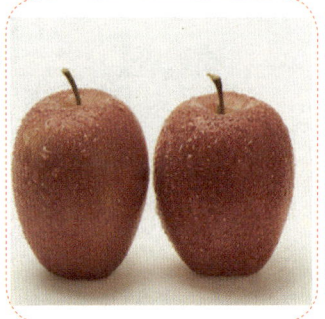 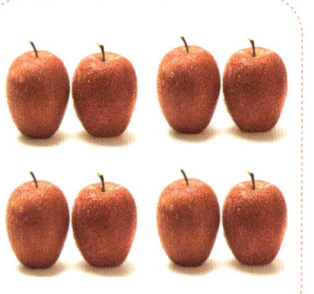

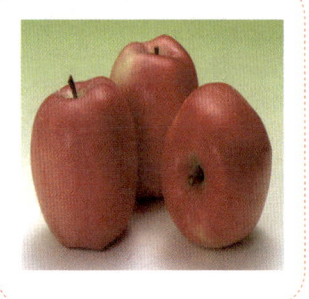 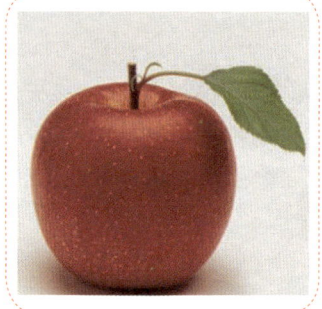

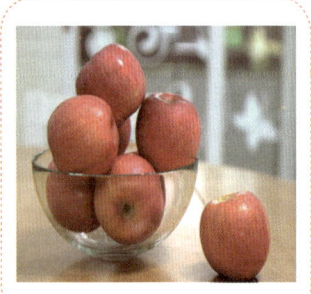 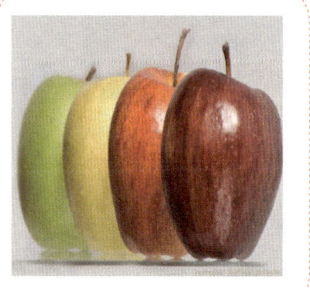

第四章
视觉空间技能初级训练项目

示例 3

将以下水果按个头从大到小排序。

小档案	
训练时长	
辅助情况	

示例 4

将以下卡片按颜色从浅到深排序。

小档案	
训练时长	
辅助情况	

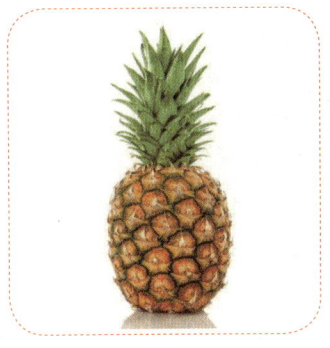
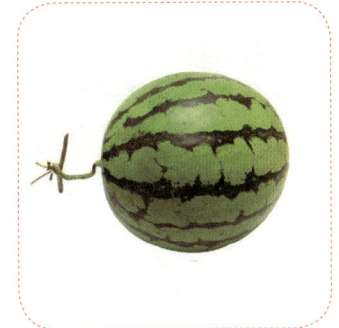

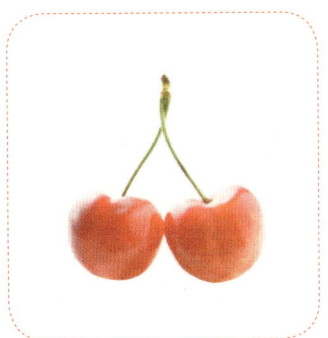
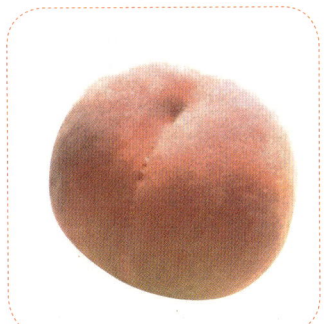

视觉空间训练流程解析

02 按照示范搭积木

该技能的训练目的是，患者能够根据示范搭积木。通过该技能的训练，患者应该能达到这样一种水平，即：教师示范用积木搭出一个形状，要求患者搭出一样的形状，并说"搭这个"，患者将能够搭出正确的形状。要确保患者已经掌握该任务的先备技能，包括对目标物品的精细、粗大动作模仿技能，以及颜色匹配技能等。

扫描二维码，打印本技能训练配套表格

第四章
视觉空间技能初级训练项目

教学材料

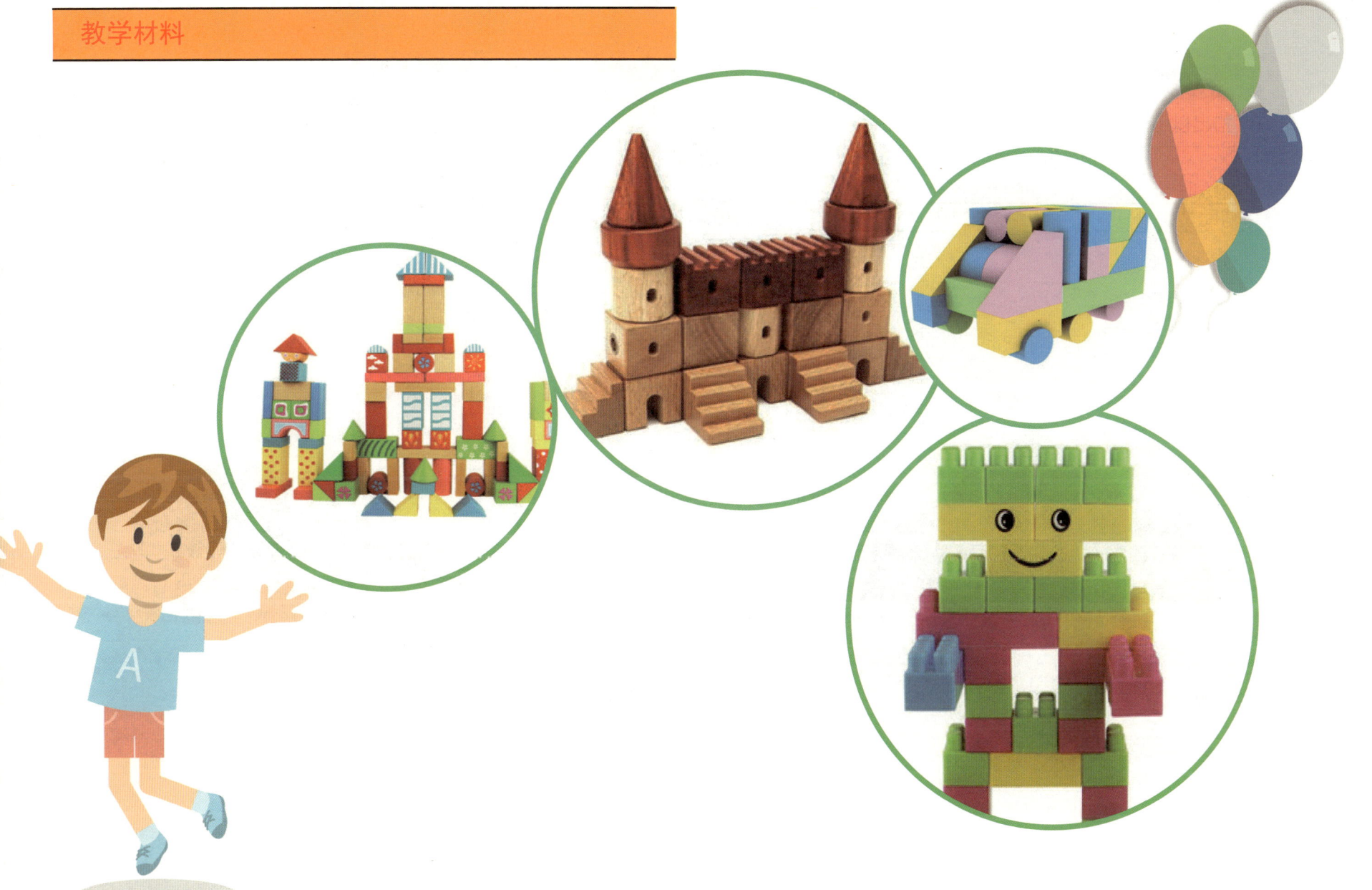

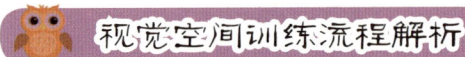

视觉空间训练流程解析

示例 1

搭出以下形状。

小档案	
训练时长	
辅助情况	

训练方法
示例

示例 2

搭出以下形状。

小档案	
训练时长	
辅助情况	

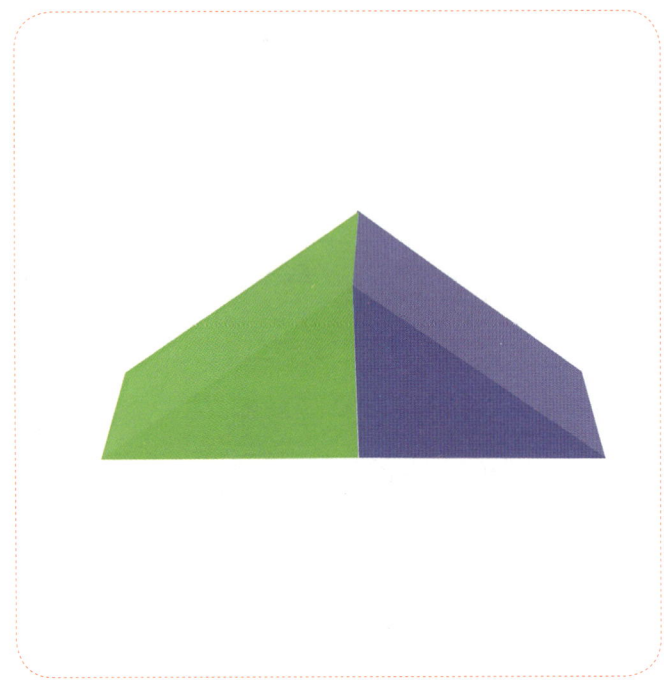

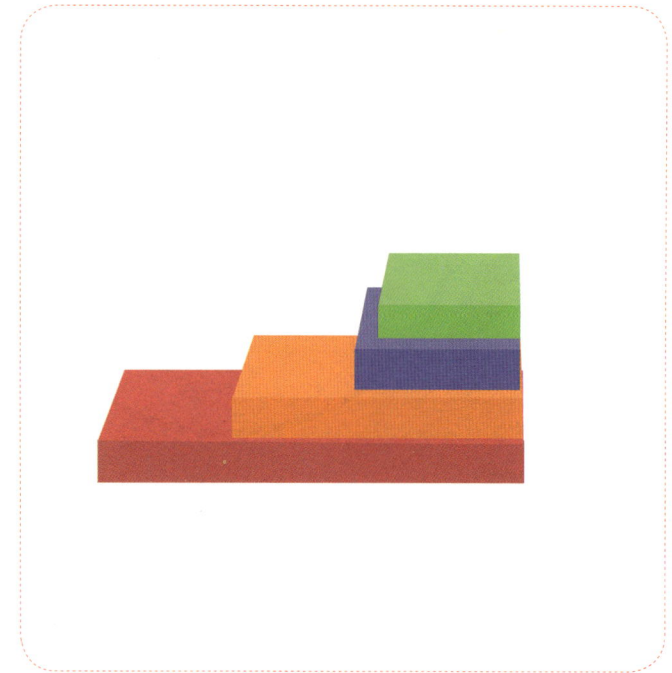

106

第四章
视觉空间技能初级训练项目

示例 3

搭出以下形状。

小档案	
训练时长	
辅助情况	

示例 4

搭出以下形状。

小档案	
训练时长	
辅助情况	

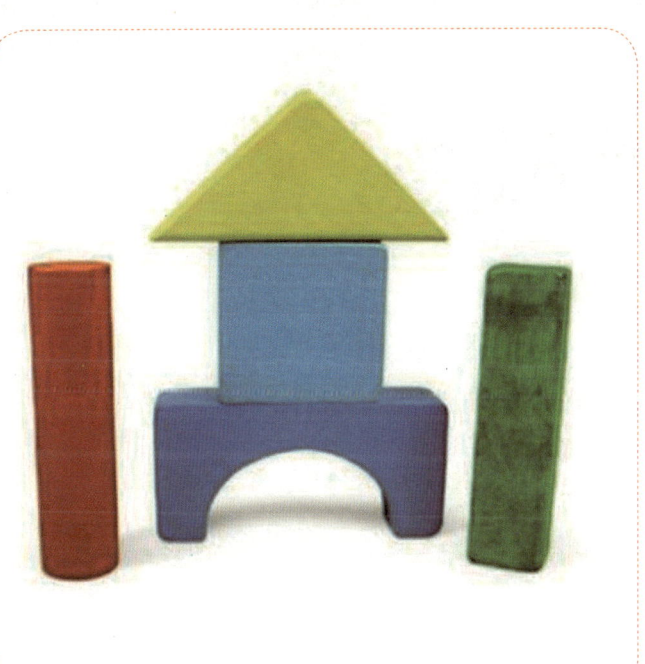

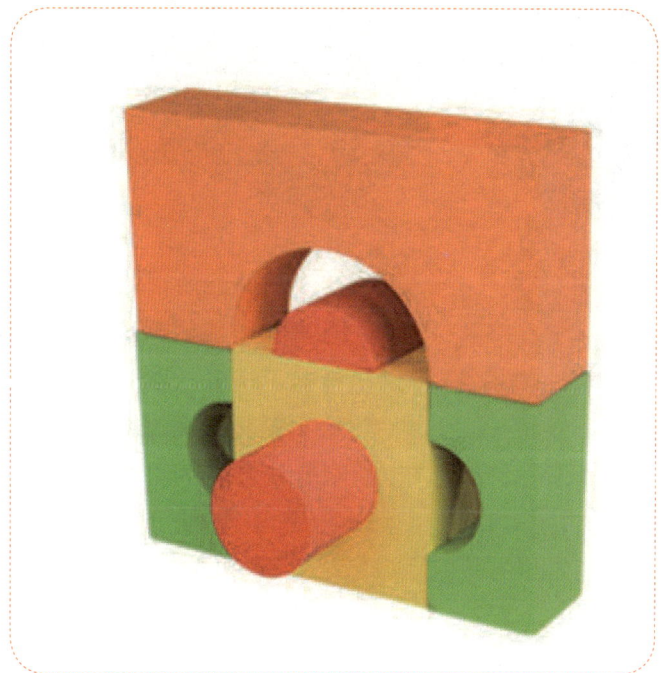

107

视觉空间训练流程解析

03 按照规律扩展序列

该技能的训练目的是，患者能够找出规律并完成序列。通过该技能的训练，患者应该能达到这样一种水平，即：给患者一个序列的开始（大声阅读这个开始）以及一些干扰选项，然后说"完成序列"，患者将能够按规律扩展序列。给出干扰选项之后，患者应当按照模式完成序列，并将干扰选项放置一边或丢于废弃箱中。其他的模式也可以用于这个项目中（ABB, AAB 等）。

扫描二维码，打印本技能训练配套表格

第四章
视觉空间技能初级训练项目

教学材料

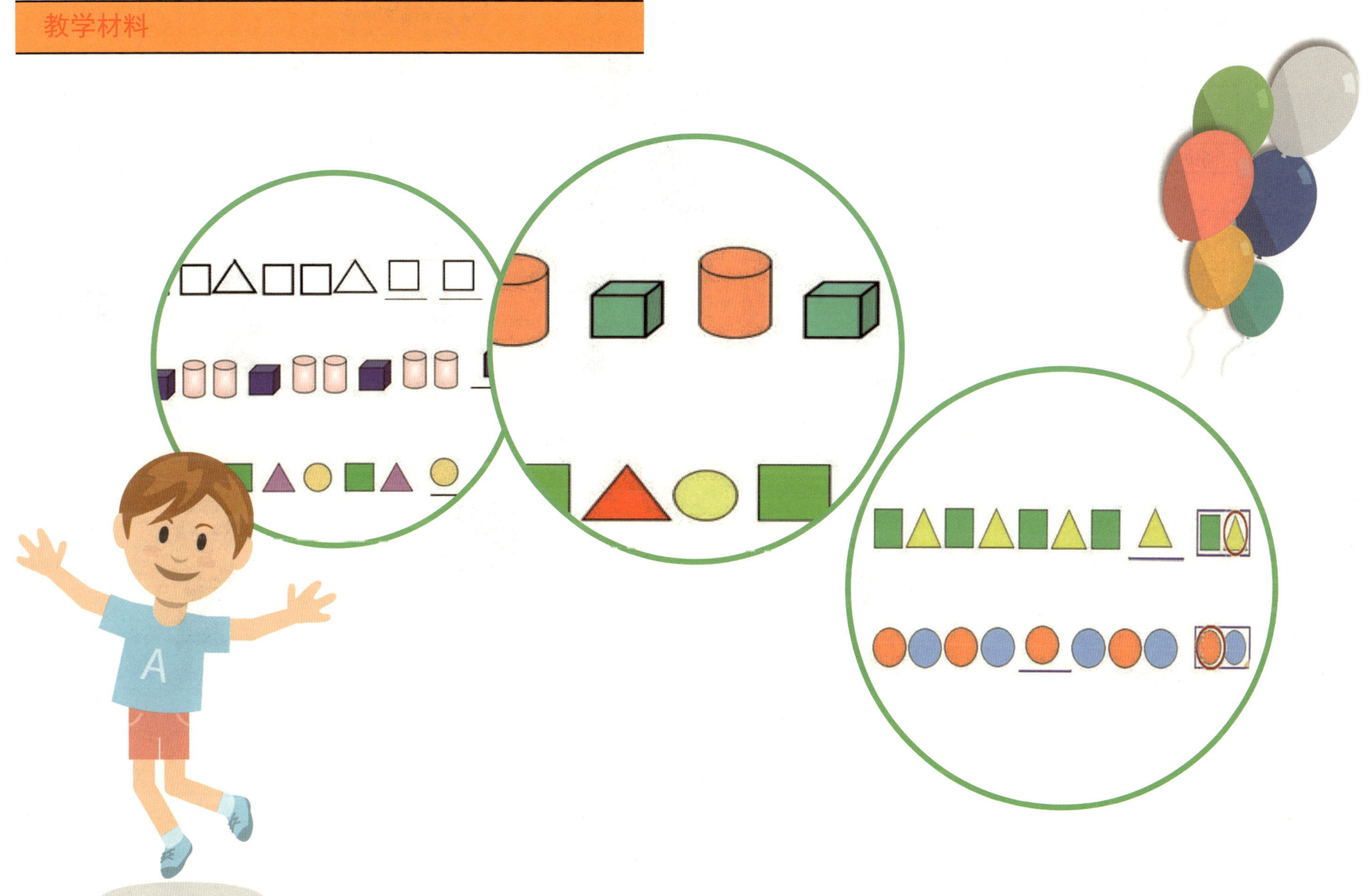

视觉空间训练流程解析

训练方法示例

示例 1

扩展以下 AB 序列（无干扰项）。

小档案	
训练时长	
辅助情况	

示例 2

扩展以下 AB 序列（无干扰项）。

小档案	
训练时长	
辅助情况	

3　1　3　1　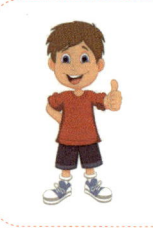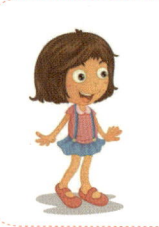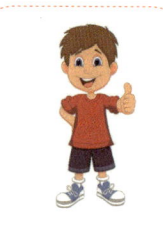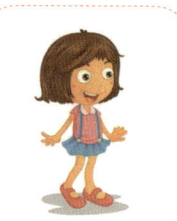

3　1　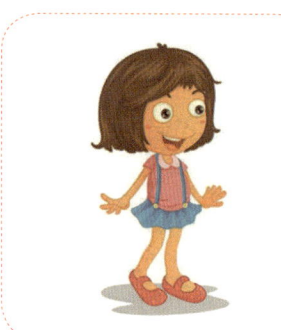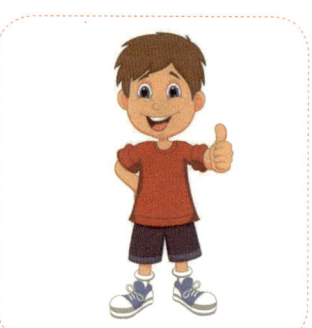

第四章
视觉空间技能初级训练项目

示例 3

扩展以下 AB 序列（2 个干扰项）。

小档案	
训练时长	
辅助情况	

示例 4

扩展以下 ABC 序列（无干扰项）。

小档案	
训练时长	
辅助情况	

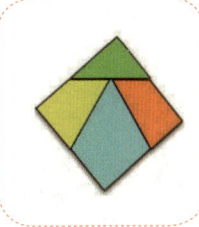 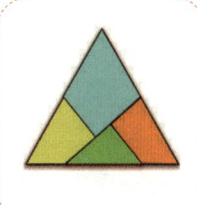 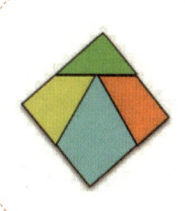 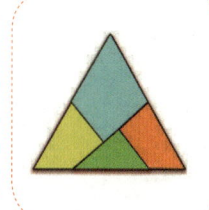 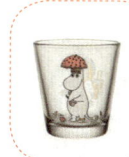 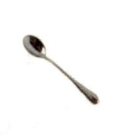 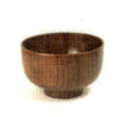 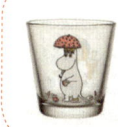 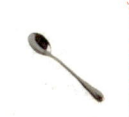 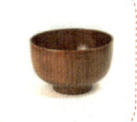

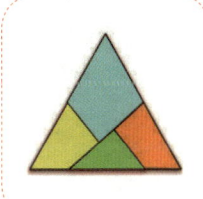 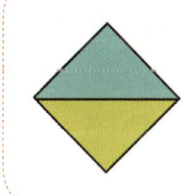 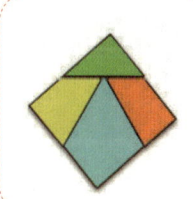 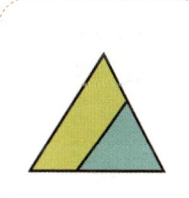 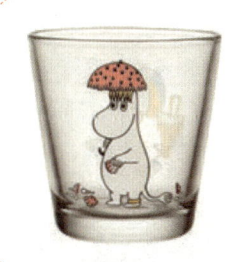 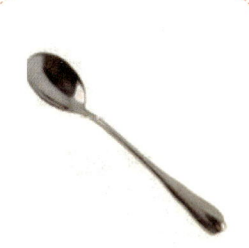 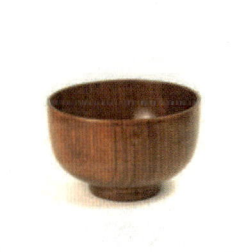

视觉空间训练流程解析

训练方法示例

示例 5

扩展以下 ABC 序列（无干扰项）。

小档案	
训练时长	
辅助情况	

示例 6

扩展以下 ABC 序列（2 个干扰项）。

小档案	
训练时长	
辅助情况	

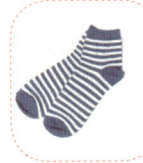 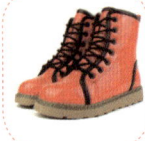 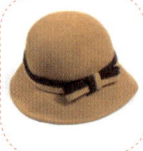 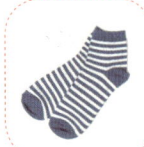 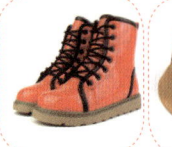 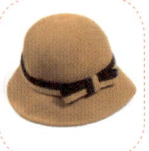      

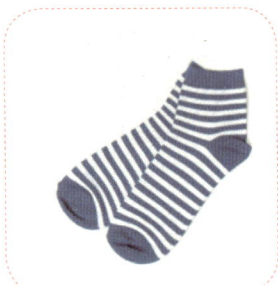 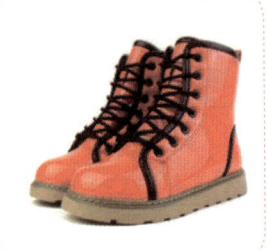 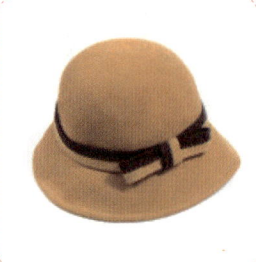     

第四章 视觉空间技能初级训练项目

04 将搭好的积木与相应图片进行配对

该技能的训练目的是，患者能够匹配正确的积木图片。通过该技能的训练，患者应该能达到这样一种水平，即：展示给患者一个搭好的积木作品，同时给出3张积木图片，并说"配对"，患者将能够正确匹配实物与图片。该训练项目建议使用3张图片为一组。如果患者在学习该技能时遇到了困难，应该考虑降低难度，每次只给他提供1张图片，随后再升至2张，最后提至3张。

扫描二维码，打印本技能训练配套表格

视觉空间训练流程解析

教学材料

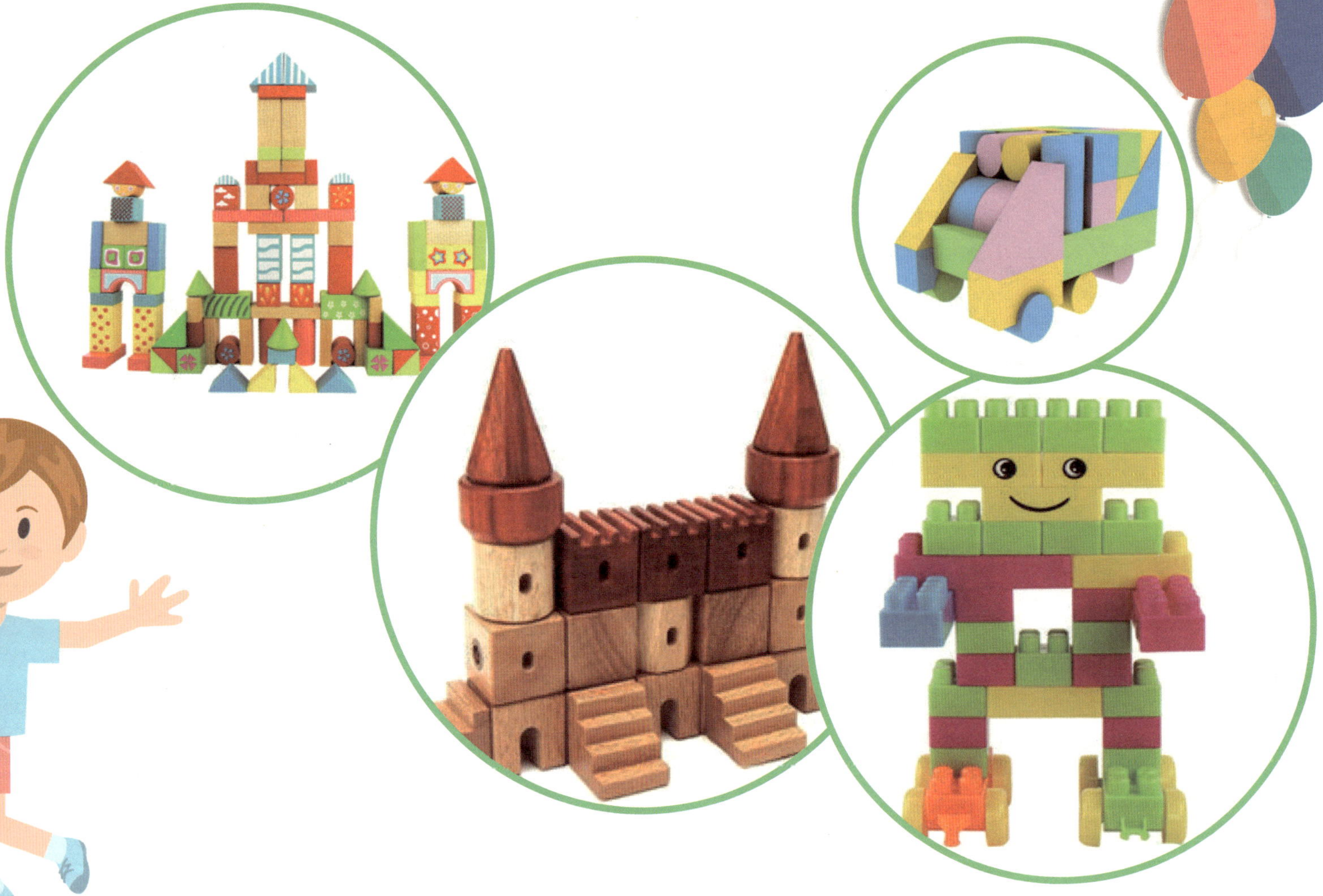

第四章
视觉空间技能初级训练项目

训练方法示例

示例 1

将已搭好的积木与其对应的图片进行匹配（无干扰项）。

小档案	
训练时长	
辅助情况	

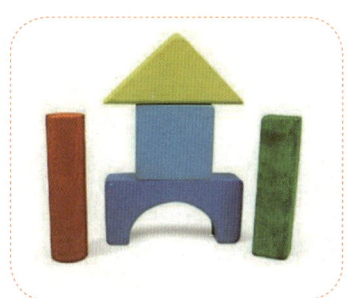

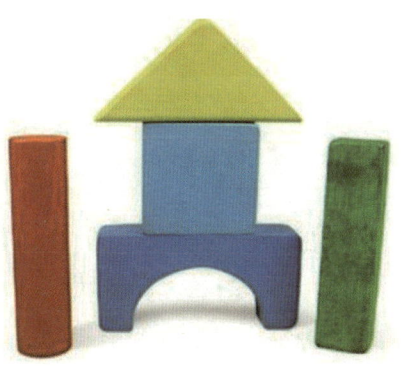

示例 2

将已搭好的积木与其对应的图片进行匹配（无干扰项）。

小档案	
训练时长	
辅助情况	

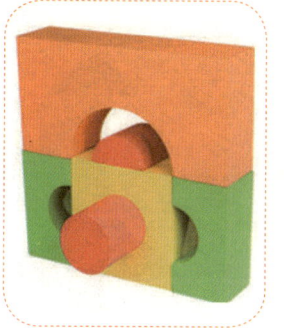

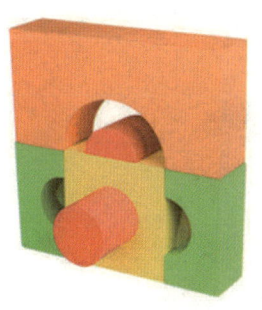

115

视觉空间训练流程解析

示例 3

将已搭好的积木与其对应的图片进行匹配（1 个干扰项）。

小档案	
训练时长	
辅助情况	

训练方法示例

示例 4

将已搭好的积木与其对应的图片进行匹配（1 个干扰项）。

小档案	
训练时长	
辅助情况	

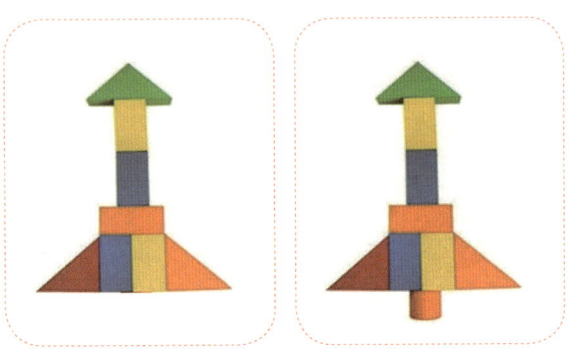

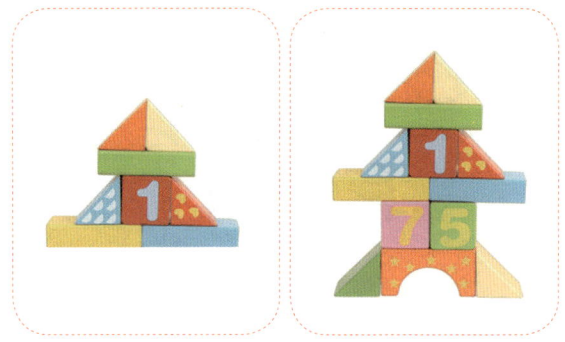

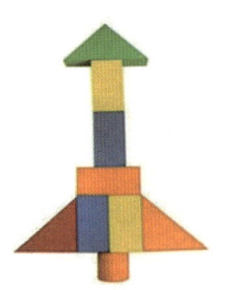

图片

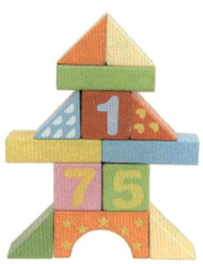

图片

第四章
视觉空间技能初级训练项目

示例 5

将已搭好的积木与其对应的图片进行匹配（2 个干扰项）。

小档案	
训练时长	
辅助情况	

训练方法示例

示例 6

将已搭好的积木与其对应的图片进行匹配（2 个干扰项）。

小档案	
训练时长	
辅助情况	

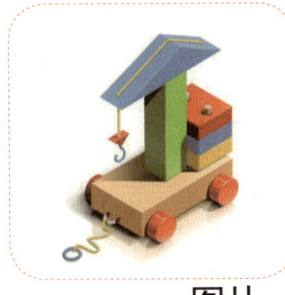

图片

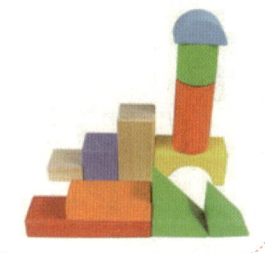

图片

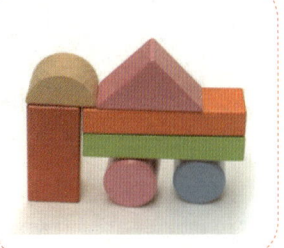

图片

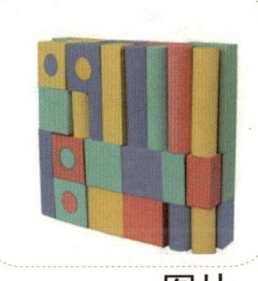

图片

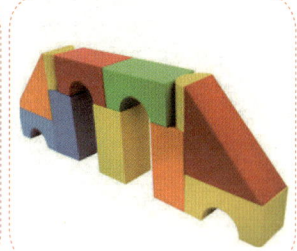

图片

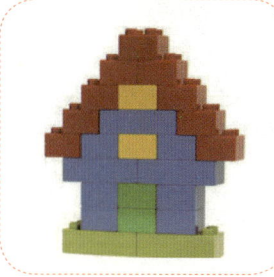

图片

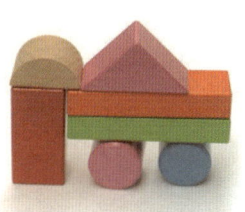

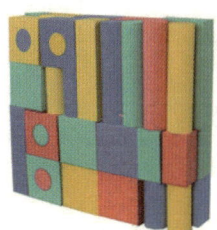

视觉空间训练流程解析

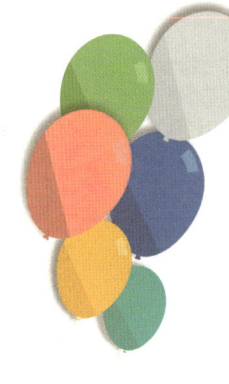

05 匹配相关联的物品

该技能的训练目的是，患者能够懂得事物间的关联。通过该技能的训练，患者应该能达到这样一种水平，即：呈现给患者一个物品或一张图片，并提供与之相关的1～3件物品（例如，袜子／鞋子、牙刷／牙膏），同时说"配对"，患者将能够把相关物品／图片放在一起。在患者匹配成功之后，应当针对不同任务给出富有变化的夸奖，如"配对得真棒！""干得好！你把袜子和鞋子匹配对了呢！"。

扫描二维码，打印本技能训练配套表格

第四章
视觉空间技能初级训练项目

教学材料

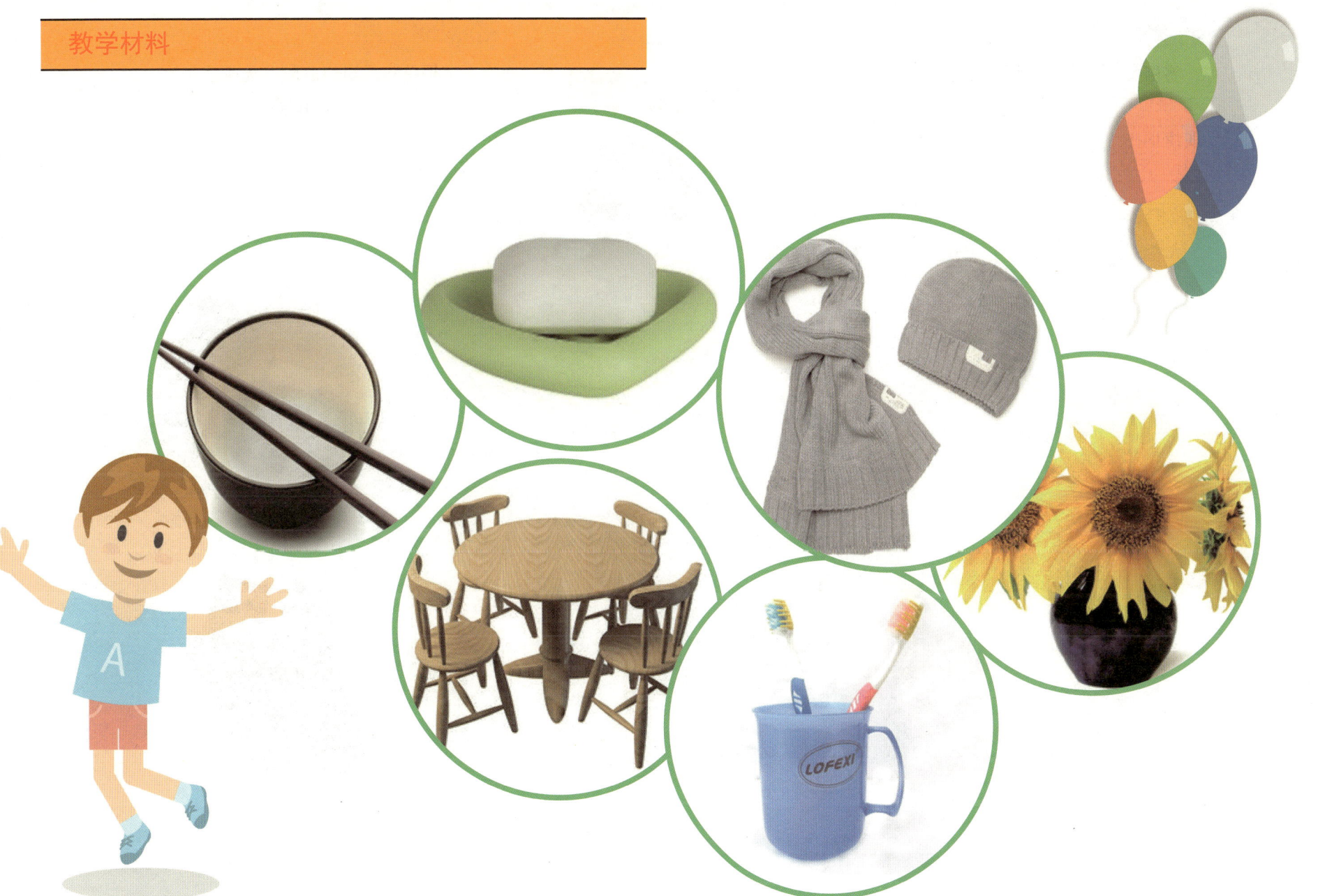

视觉空间训练流程解析

训练方法示例

示例1

将相关物品进行匹配（无干扰项）。

小档案	
训练时长	
辅助情况	

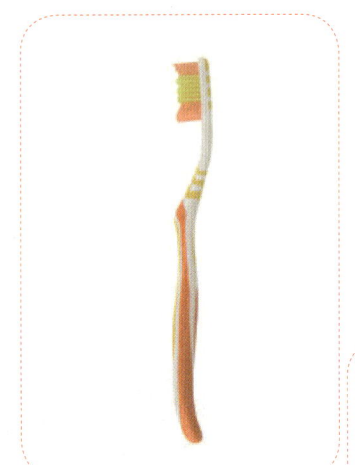

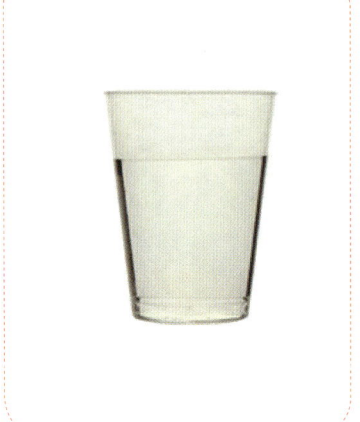

示例2

将相关物品进行匹配（无干扰项）。

小档案	
训练时长	
辅助情况	

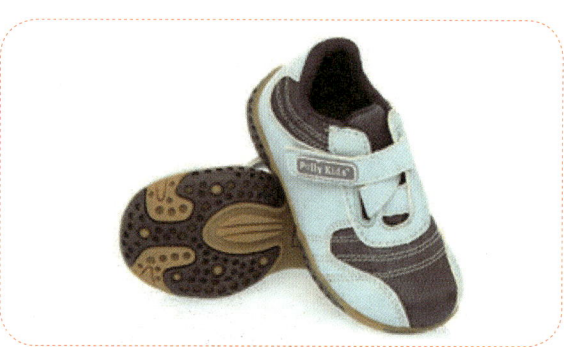

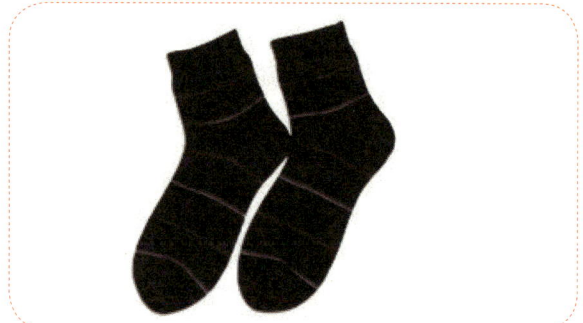

第四章
视觉空间技能初级训练项目

示例 3

将相关物品进行匹配（1 个干扰项）。

小档案	
训练时长	
辅助情况	

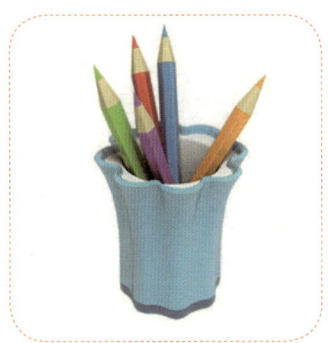 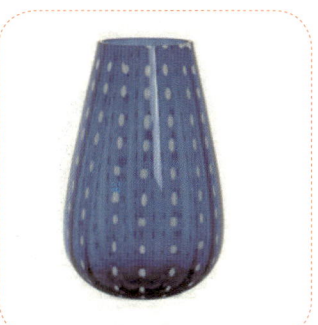

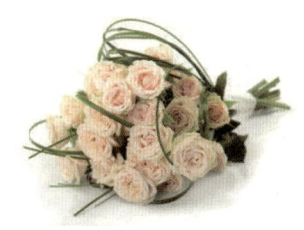

图片

示例 4

将相关物品进行匹配（1 个干扰项）。

小档案	
训练时长	
辅助情况	

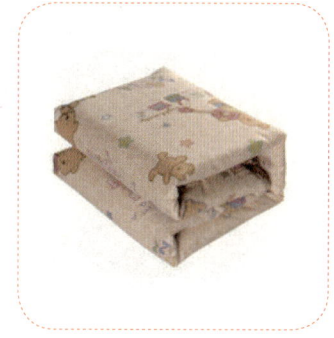 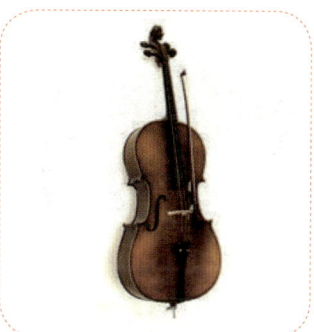

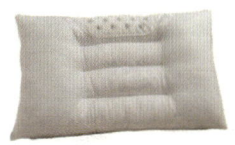

图片

视觉空间训练流程解析

示例 5

将相关物品进行匹配（2 个干扰项）。

小档案	
训练时长	
辅助情况	

训练方法示例

示例 6

将相关物品进行匹配（2 个干扰项）。

小档案	
训练时长	
辅助情况	

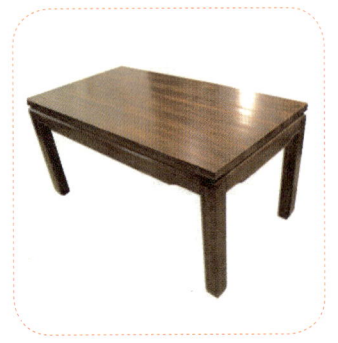 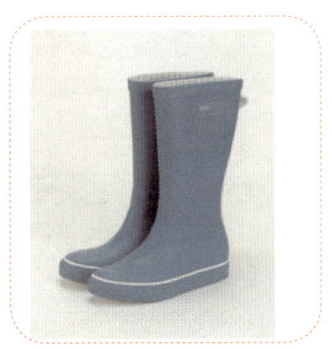 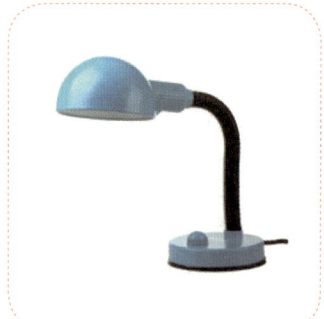 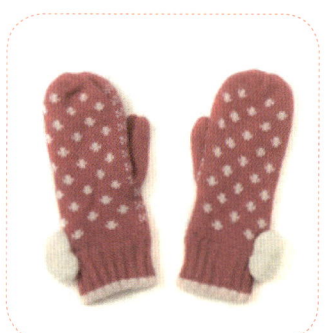

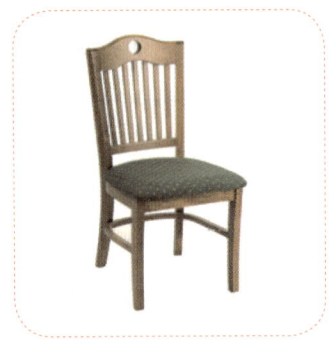 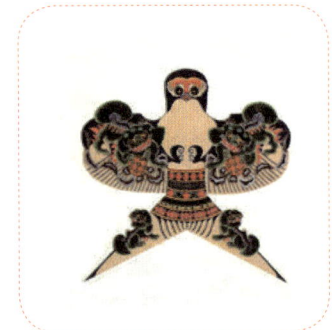  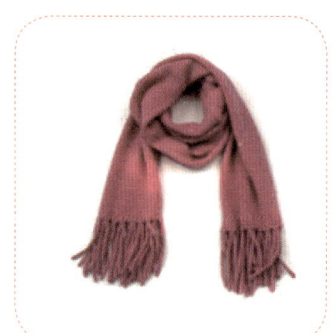

第四章 视觉空间技能初级训练项目

06 迷宫游戏

该技能的训练目的是，患者能够玩迷宫游戏。通过该技能的训练，患者应该能达到这样一种水平，即：呈现给患者一张迷宫图，并说"完成迷宫"，患者将能够尽快走出迷宫。没有必要要求患者一定要画出完整的走出迷宫的路径，但最基本的一点要求是，应当让患者对于迷宫有所理解并对如何完成迷宫进行思考。

扫描二维码，打印本技能训练配套表格

视觉空间训练流程解析

教学材料

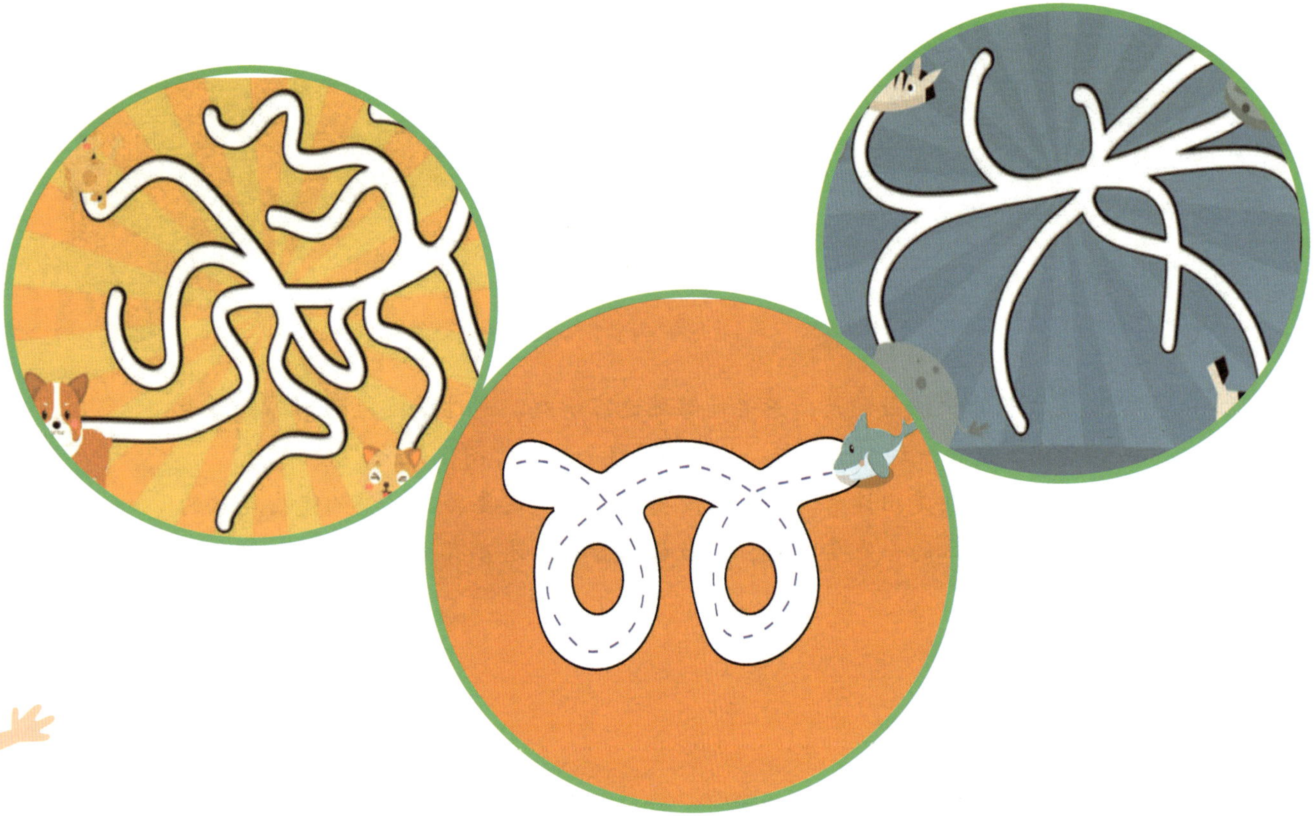

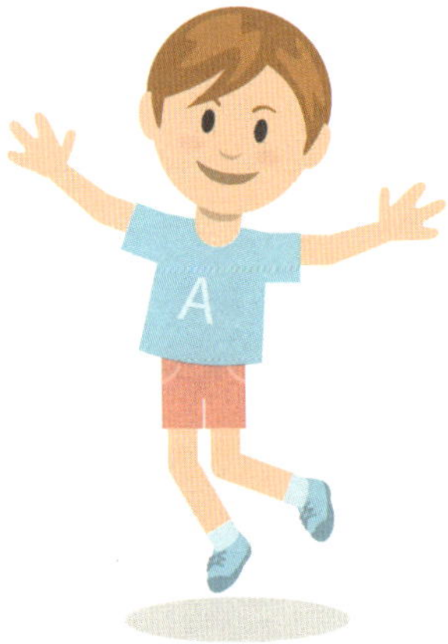

第四章
视觉空间技能初级训练项目

示例 1

完成下图迷宫。

小档案	
训练时长	
辅助情况	

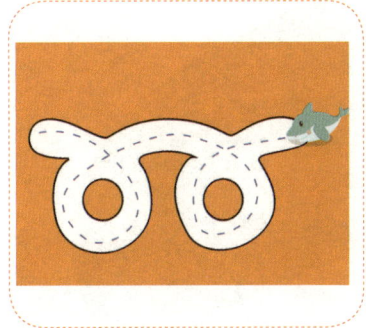

训练方法示例

示例 2

完成下图迷宫。

小档案	
训练时长	
辅助情况	

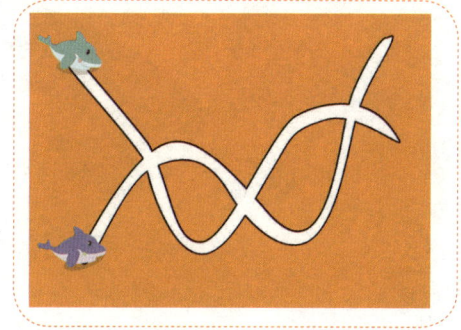

示例 3

完成下图迷宫。

小档案	
训练时长	
辅助情况	

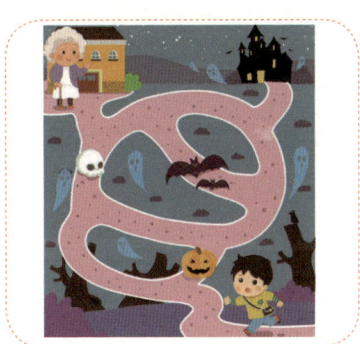

示例 4

完成下图迷宫。

小档案	
训练时长	
辅助情况	

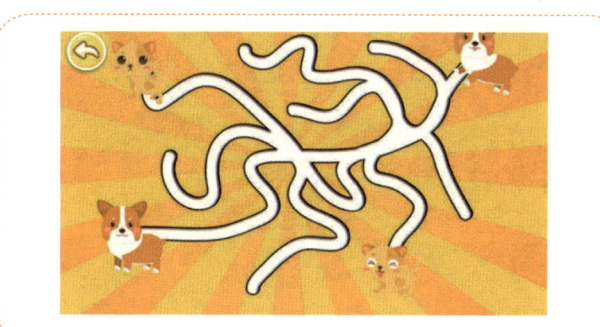

视觉空间训练流程解析

07 复杂拼图

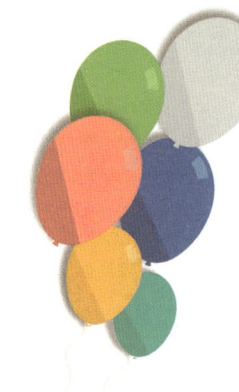

该技能的训练目的是，提高患者的视觉发现能力以及逻辑思考能力。通过该技能的训练，患者应该能达到这样一种水平，即：给患者一份复杂拼图，并说"拼拼图"，患者将能够尽快完成拼图。让患者清空整幅拼图，并重新进行拼凑，这样做对教学是有益的。因此，一旦患者完成了整幅拼图，便给出指令"清空"，引导患者翻转拼图，将拼图清空打乱成独立的小片。为了提高患者的兴趣，选用的拼图图案最好为他们喜爱的卡通动物或卡通人物。

扫描二维码，打印本技能训练配套表格

第四章
视觉空间技能初级训练项目

教学材料

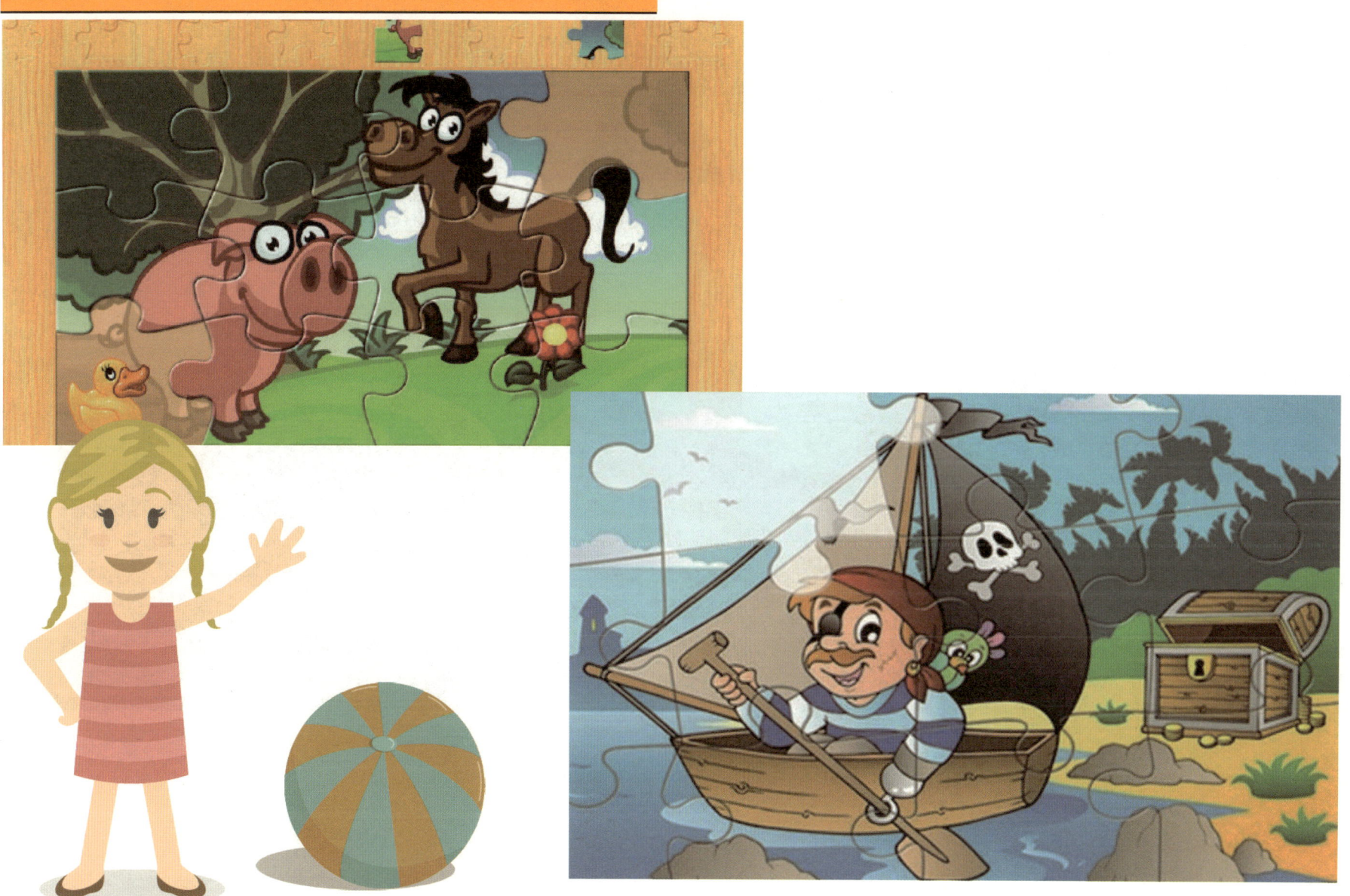

127

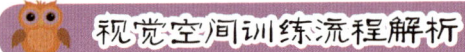

视觉空间训练流程解析

训练方法示例

示例 1

完成拼图（3-9 块）。

小档案	
训练时长	
辅助情况	

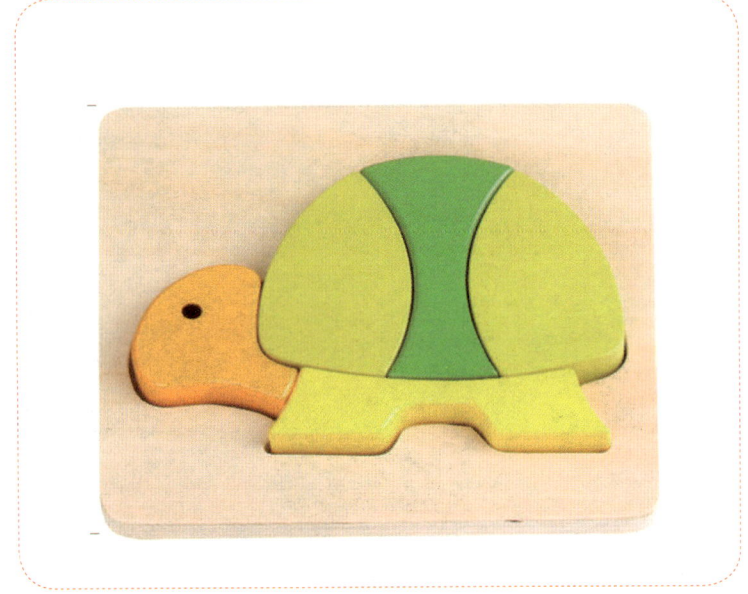

示例 2

完成拼图（3-9 块）。

小档案	
训练时长	
辅助情况	

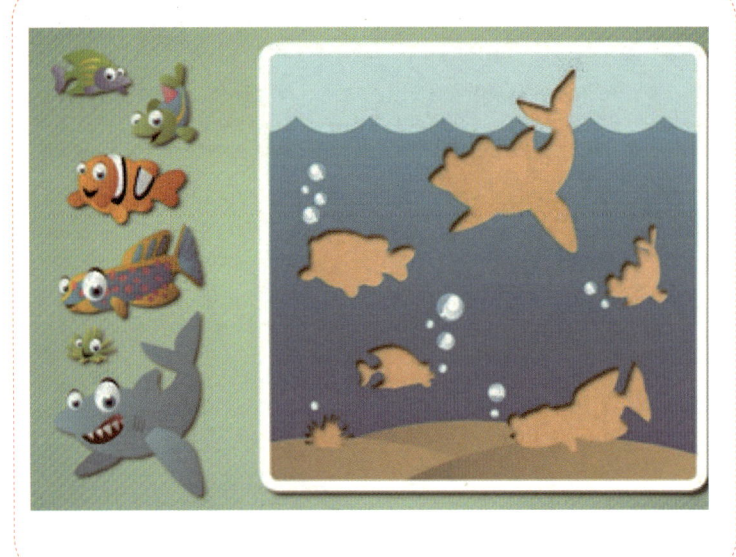

第四章
视觉空间技能初级训练项目

示例 3

完成拼图（10-19 块）。

小档案	
训练时长	
辅助情况	

示例 4

完成拼图（10-19 块）。

小档案	
训练时长	
辅助情况	

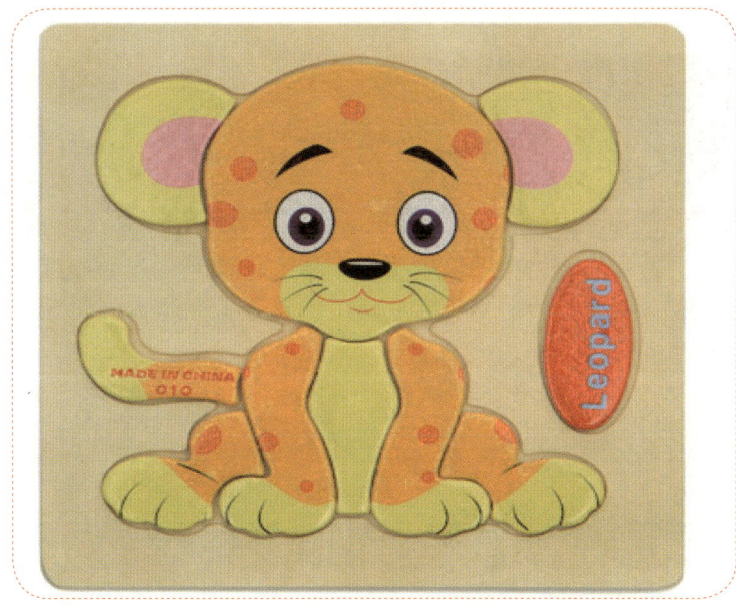

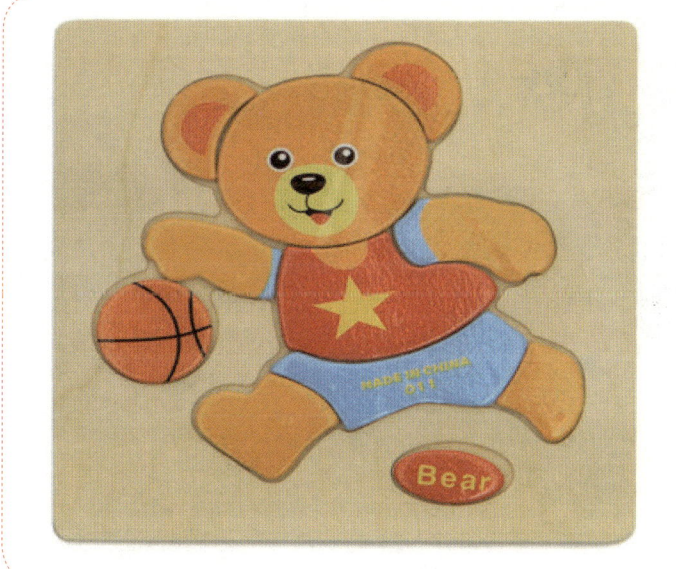

视觉空间训练流程解析

训练方法示例

示例 5

完成拼图（10-19 块）。

小档案	
训练时长	
辅助情况	

示例 6

完成拼图（20 块以上）。

小档案	
训练时长	
辅助情况	

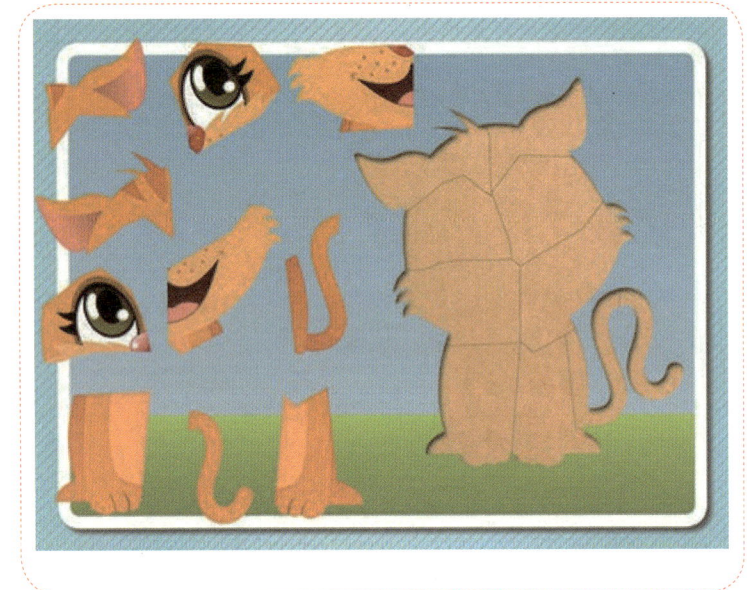

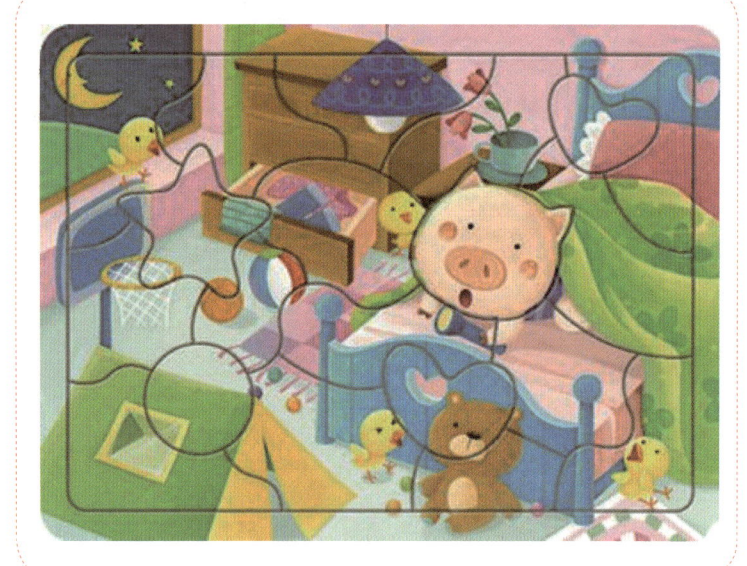

第四章
视觉空间技能初级训练项目

08 根据功能分类物品/图片

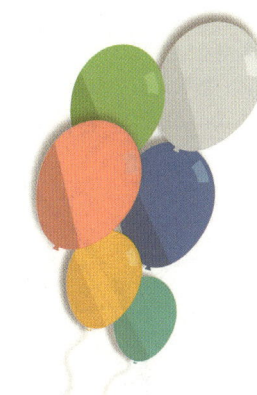

该技能的训练目的是，提高患者的理解能力以及逻辑思考能力。通过该技能的训练，患者应该能达到这样一种水平，即：呈现给患者两件具有不同功能的物品／图片，再提供给患者一组物品／图片，并说"分类"，患者将能够正确分类物品／图片。在训练过程中，如果患者在分类的过程中出现错误，老师应当立即将错误的物品拿出，并用一个正确的物品进行替换，而不是等到患者完成整个分类以后再去纠正。

扫描二维码，打印本技能训练配套表格

视觉空间训练流程解析

教学材料

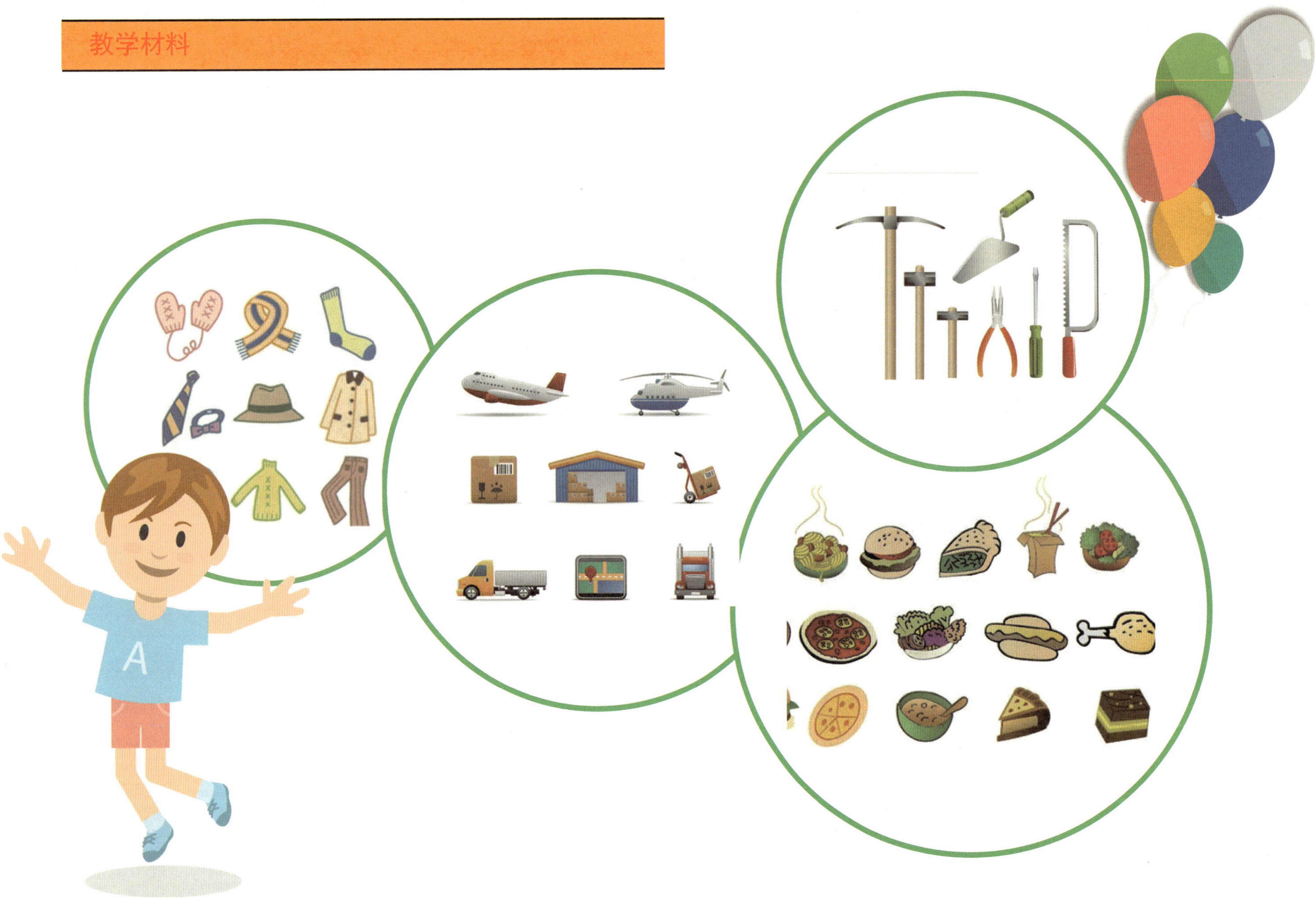

第四章
视觉空间技能初级训练项目

示例 1

将能吃的和能穿的各 3 件物品／图片进行分类。

小档案	
训练时长	
辅助情况	

示例 2

将能骑的和能吹的各 5 件物品／图片进行分类。

小档案	
训练时长	
辅助情况	

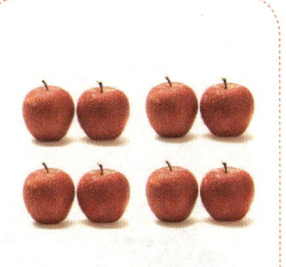 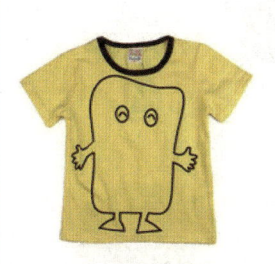 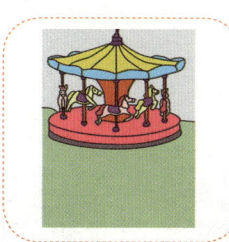 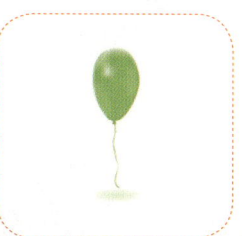

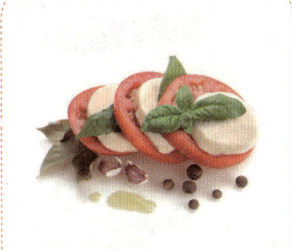 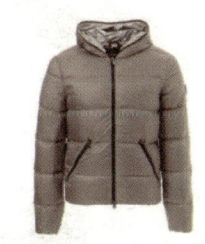 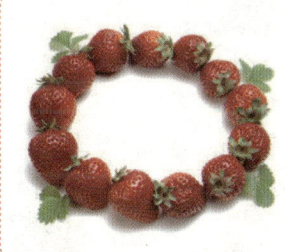

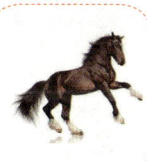 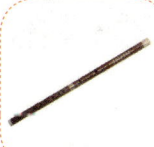 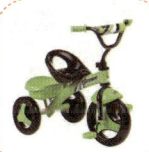 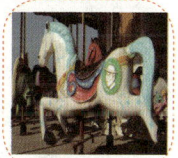 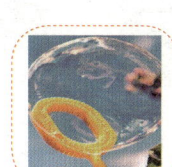

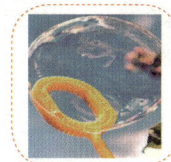 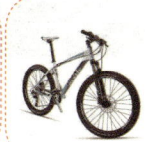 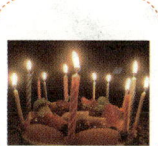 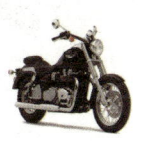 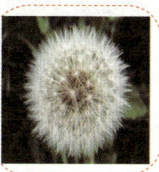

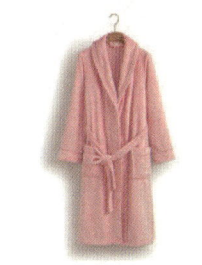 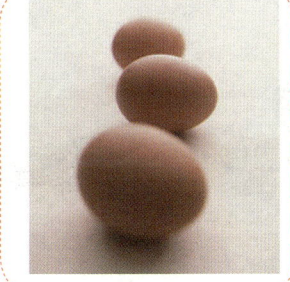 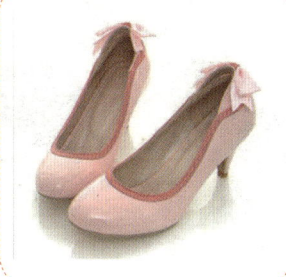

视觉空间训练流程解析

示例 3

将能玩的和能飞的各 10 件物品 / 图片进行分类。

小档案	
训练时长	
辅助情况	

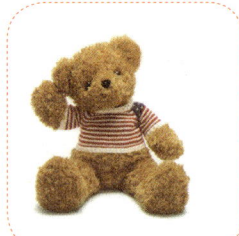 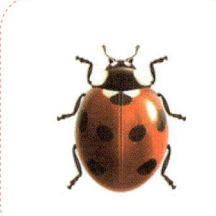

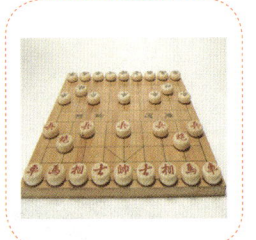 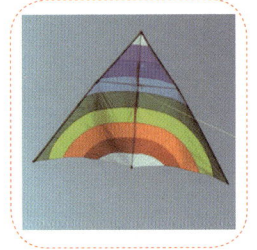 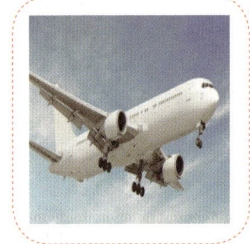 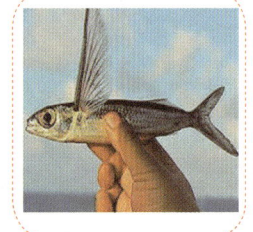 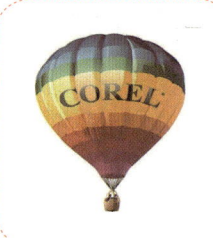 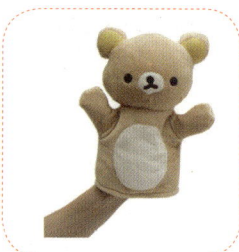 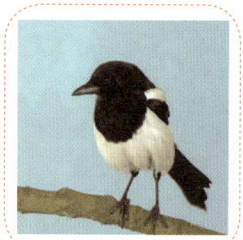

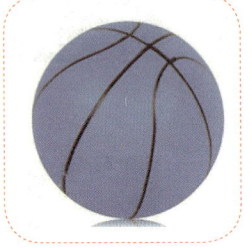 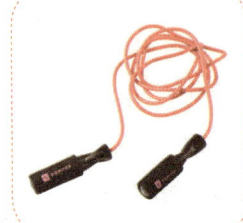 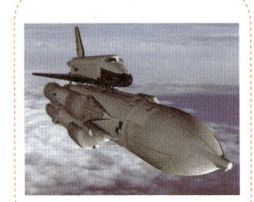 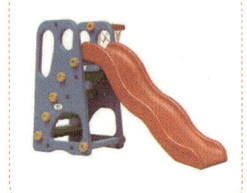 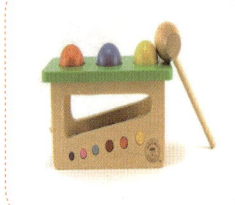 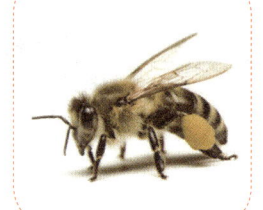 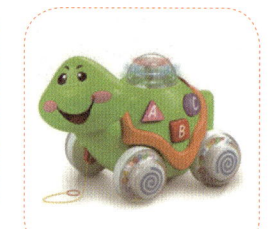

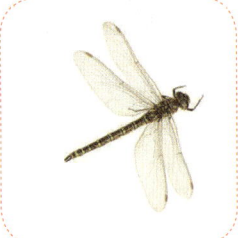 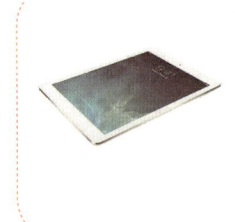 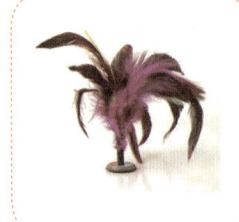 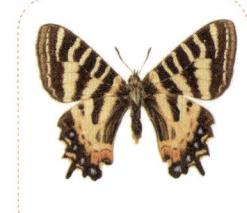 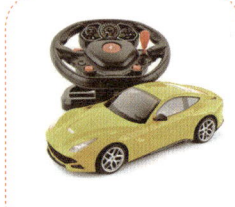 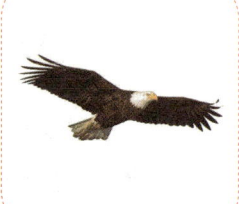

第四章
视觉空间技能初级训练项目

09 哪个不是同类

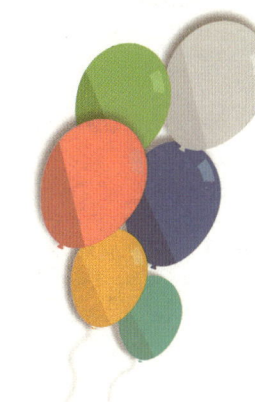

该技能的训练目的是，提高患者的理解能力以及逻辑思考能力。通过该技能的训练，患者应该能达到这样一种水平，即：呈现给患者三件物品／图片，其中两件属于同一个类别，另一个不属于，并说"哪个不是同类物品／图片？"，患者将能够正确找出或指出不是同类的那件物品／图片。在执行这个项目时，先从提供两件类似物品与一件截然不同的物品展开教学（如，提供一个划艇、一个快艇，以及一辆车），当患者具备能力区分哪些是同类物品，哪些是不同类物品之后，考虑使用具备不同功能、特性和等级的物品让患者进行分类（如：一辆轿车、一辆卡车和摩托车，或是一只狗、一只猫、一条鱼，或是剪刀、纸张、蛋糕）。

扫描二维码，打印本技能训练配套表格

视觉空间训练流程解析

教学材料

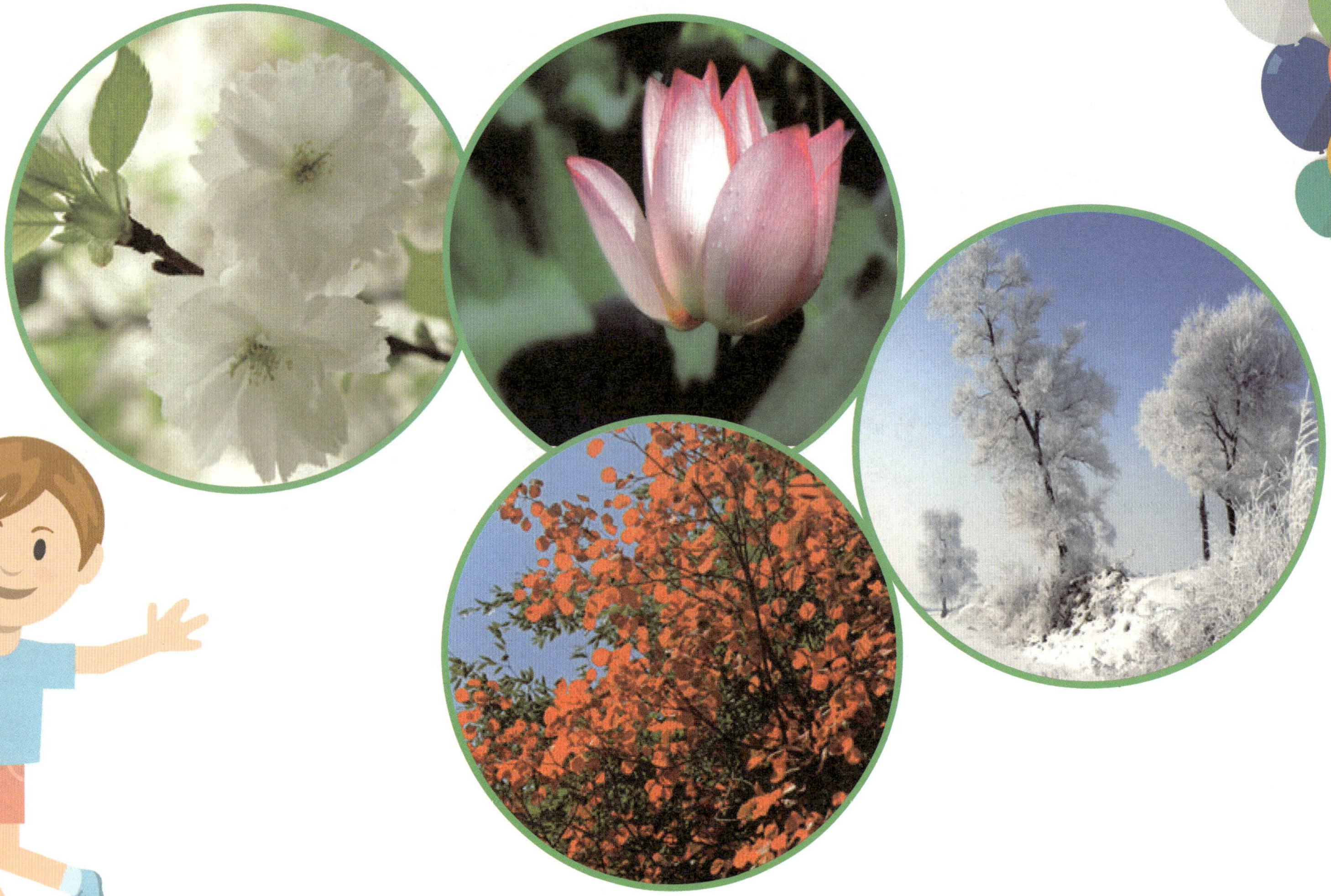

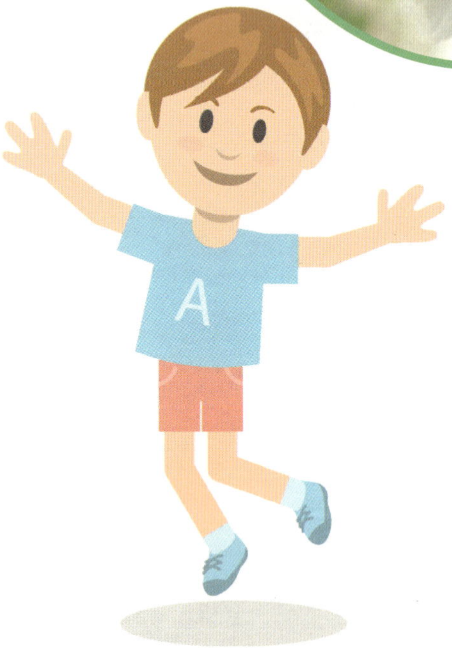

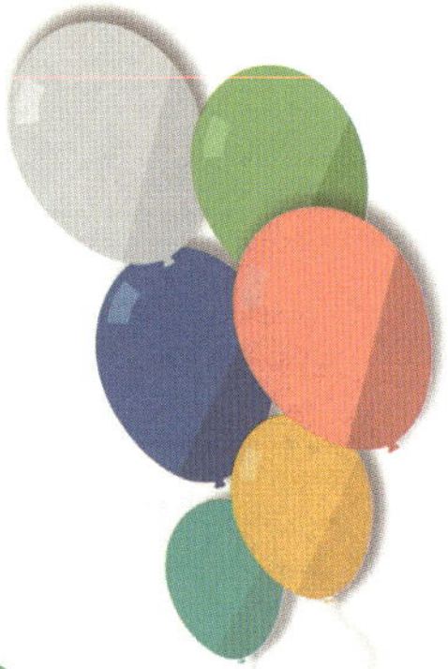

第四章 视觉空间技能初级训练项目

示例 1

3 个选项：2 个同类物和 1 个干扰项。

小档案	
训练时长	
辅助情况	

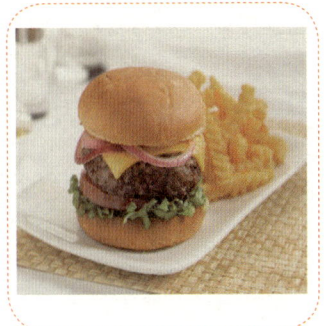
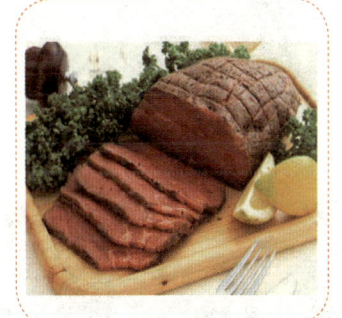
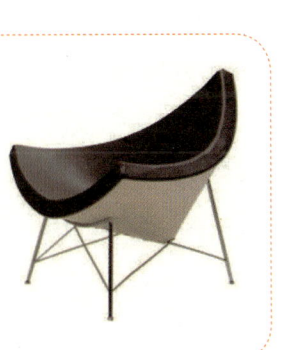

示例 2

4 个选项：3 个同类物和 1 个干扰项。

小档案	
训练时长	
辅助情况	

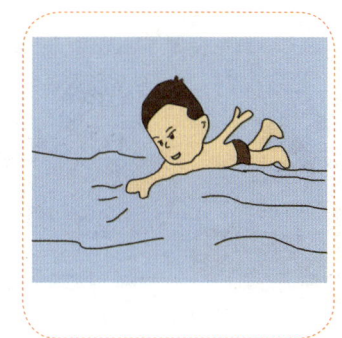
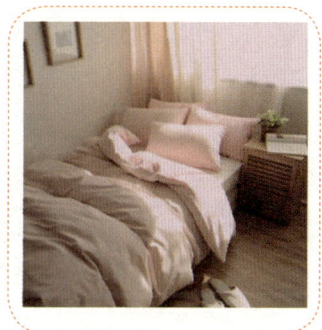
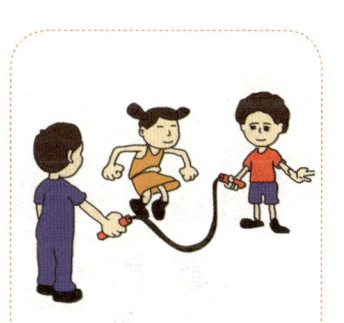
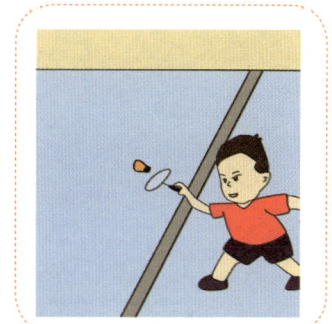

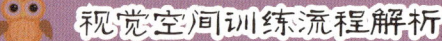

视觉空间训练流程解析

示例 3

4 个选项：3 个同类物和 1 个干扰项。

小档案	
训练时长	
辅助情况	

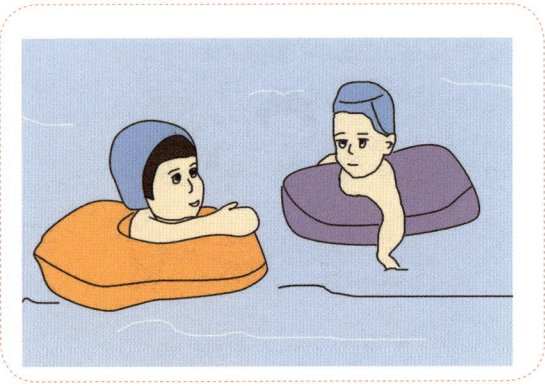

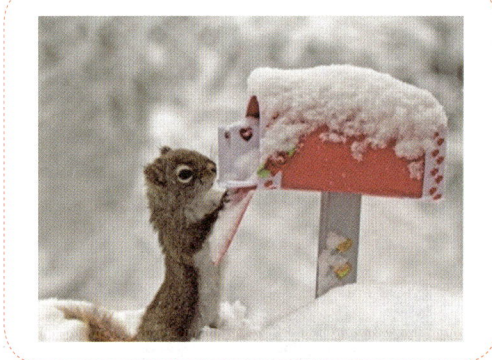

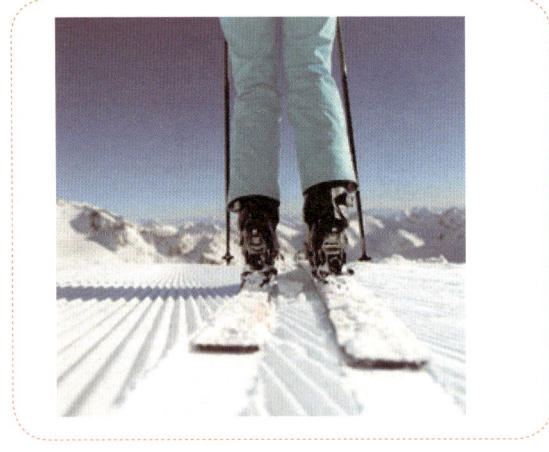

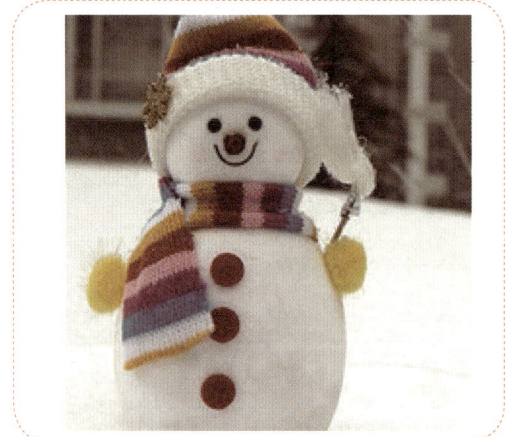

第五章

视觉空间技能中级训练项目

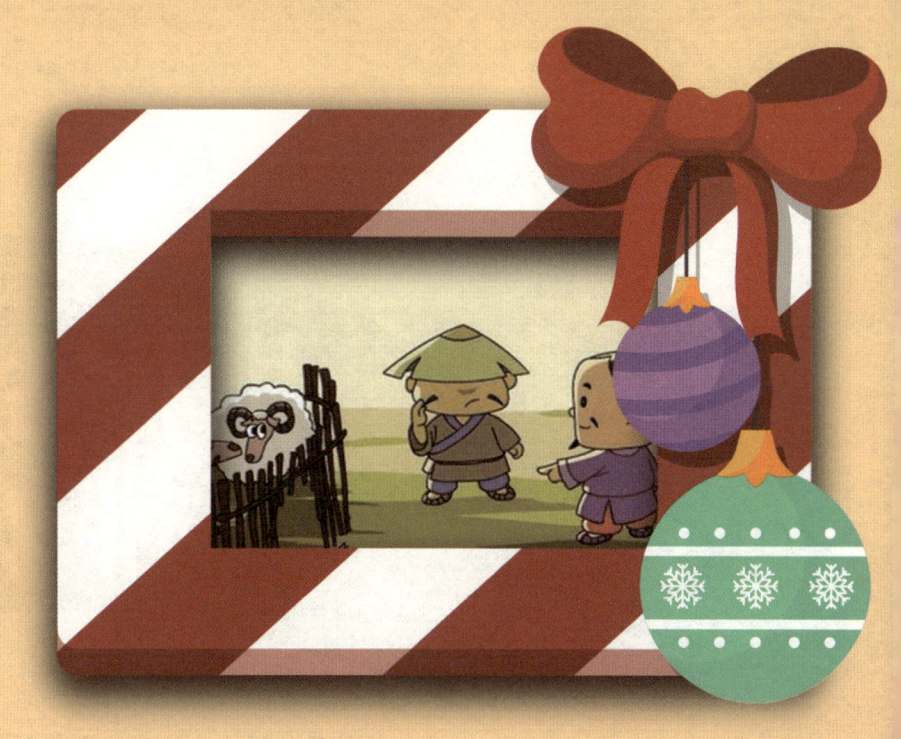

视觉空间训练流程解析

01 根据故事情节排列图片

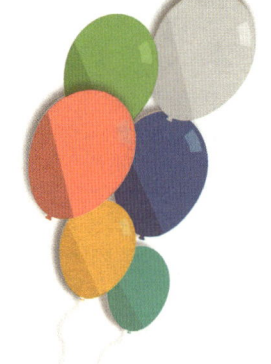

该技能的训练目的是，提高患者的理解能力以及逻辑思考能力。通过该技能的训练，患者应该能达到这样一种水平，即：给患者读一个简短的故事，然后提供3~4张图片，并说"排列图片"，患者将能够根据故事情节正确排列图片。

扫描二维码，打印本技能训练配套表格

第五章
视觉空间技能中级训练项目

教学材料

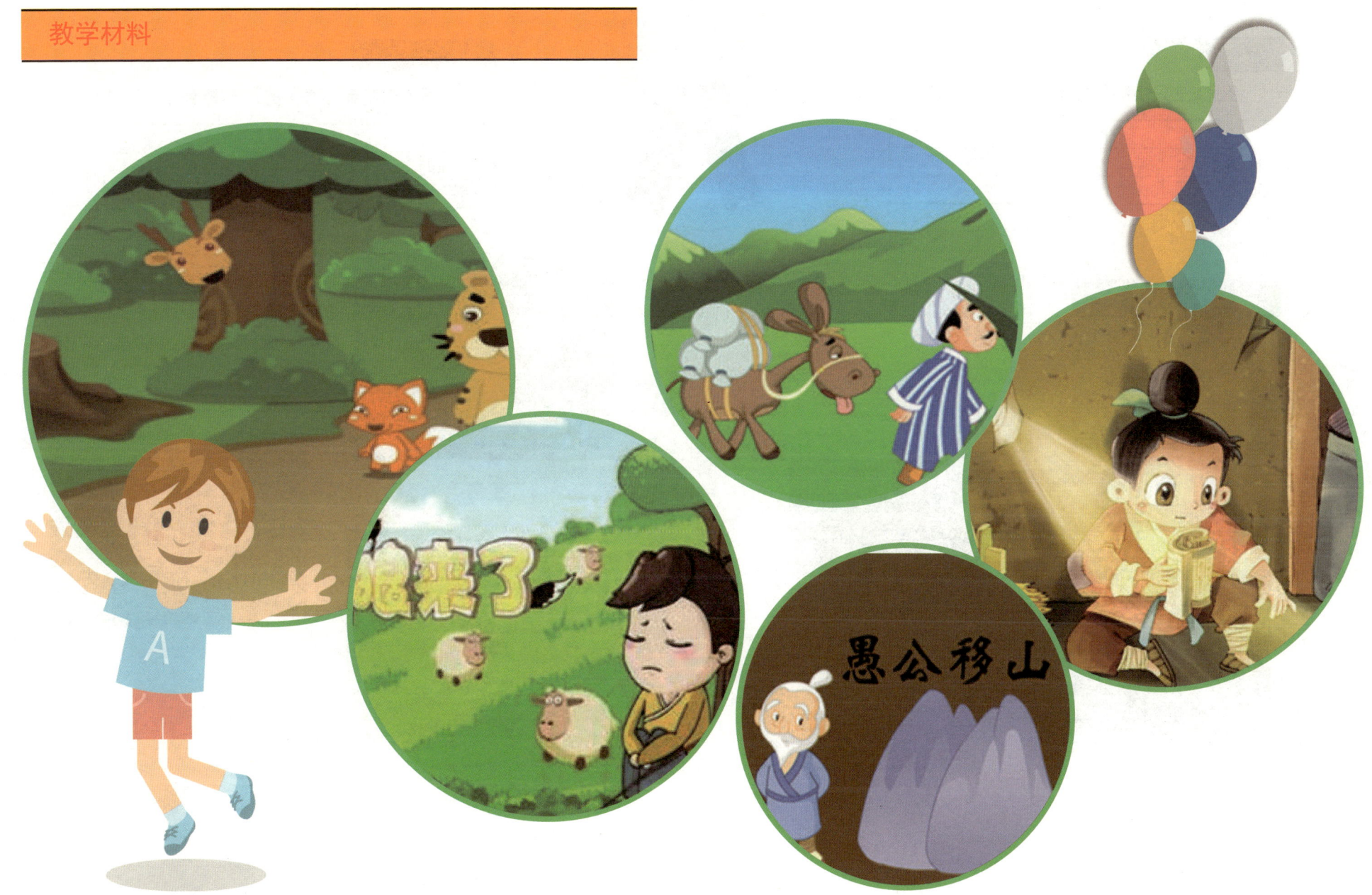

视觉空间训练流程解析

训练方法示例

示例 1

根据《三只小猪》的故事排列 3 张图片。

小档案	
训练时长	
辅助情况	

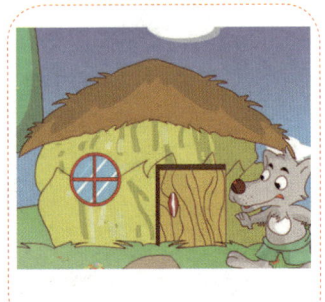

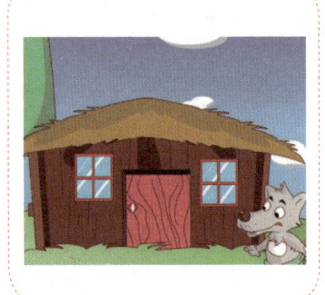

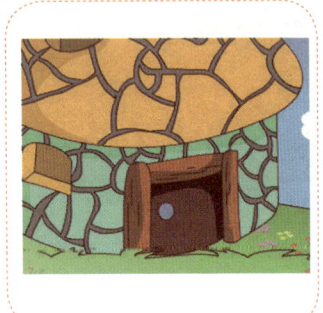

示例 2

根据《乌鸦和狐狸》的故事排列 3 张图片。

小档案	
训练时长	
辅助情况	

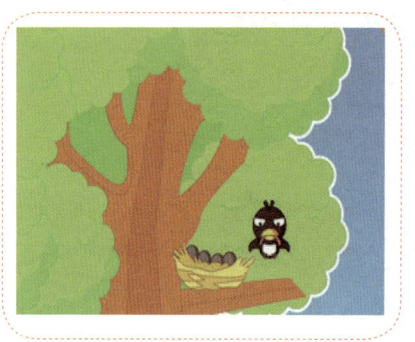

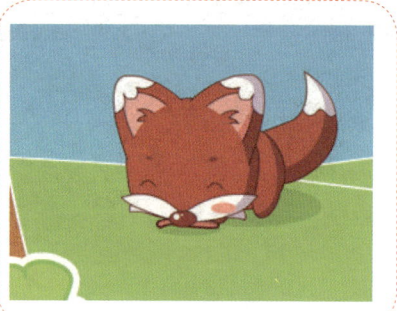

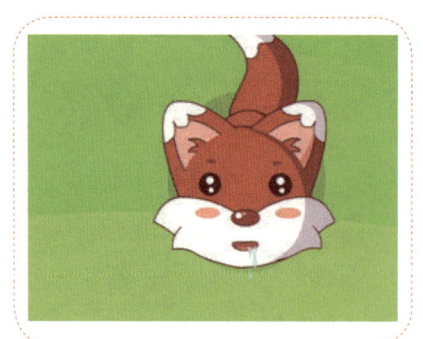

142

第五章
视觉空间技能中级训练项目

训练方法示例

示例 3

根据《乌鸦喝水》的故事排列 4 张图片。

小档案	
训练时长	
辅助情况	

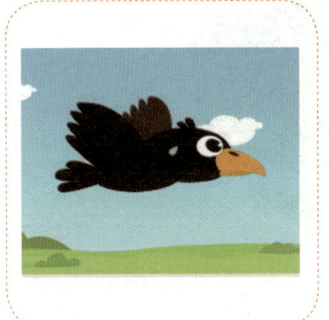 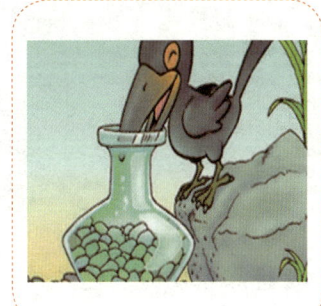

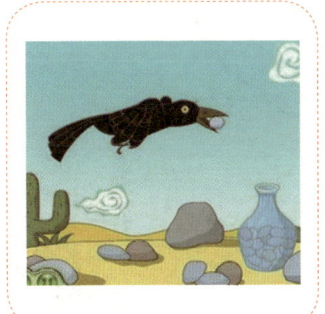 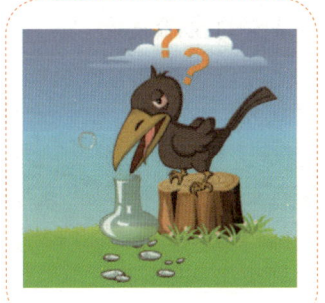

示例 4

根据《龟兔赛跑》的故事排列 4 张图片。

小档案	
训练时长	
辅助情况	

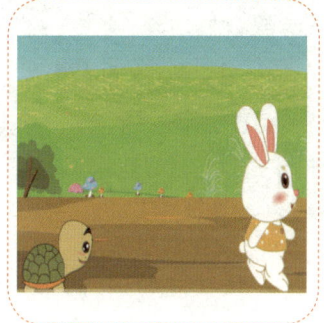 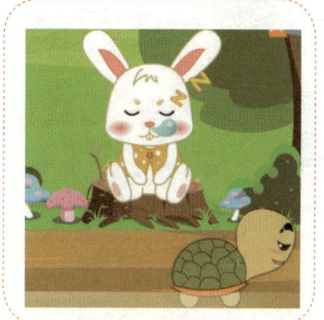

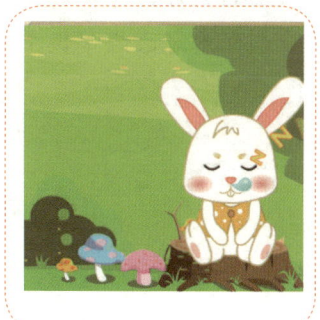 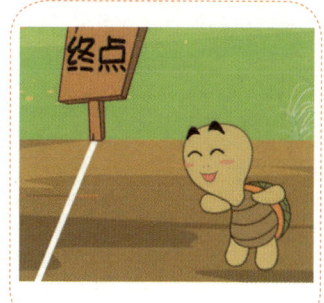

视觉空间训练流程解析

02 按照日常活动顺序排列图片

该技能的训练目的是，提高患者的记忆力和逻辑思维能力。通过该技能的训练，患者应该能达到这样一种水平，即：向患者展示 3～6 张表示日常活动的图片，并说"排序"，患者将能够正确排列图片。进行此项训练时，应确保患者已经掌握先备技能，比如分类技能和必要的生活技能。

扫描二维码，打印本技能训练配套表格

第五章
视觉空间技能中级训练项目

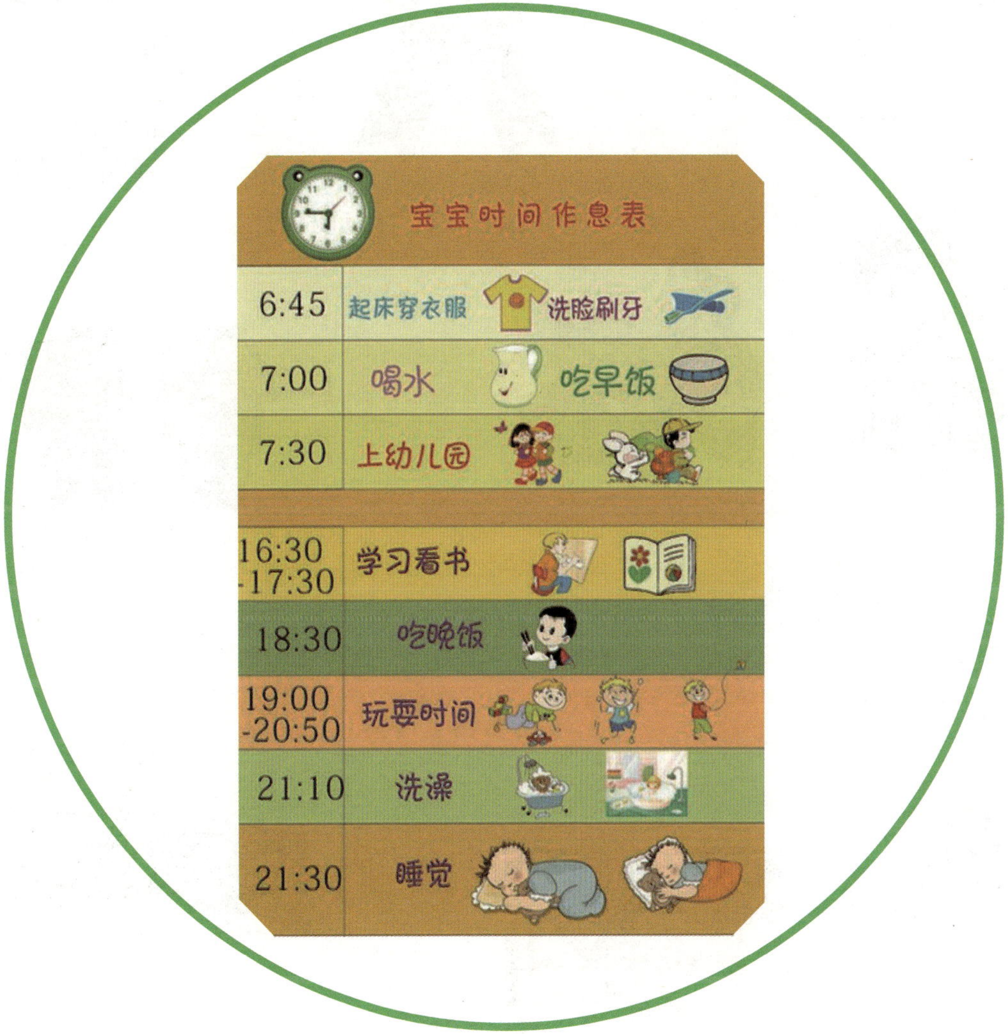

教学材料

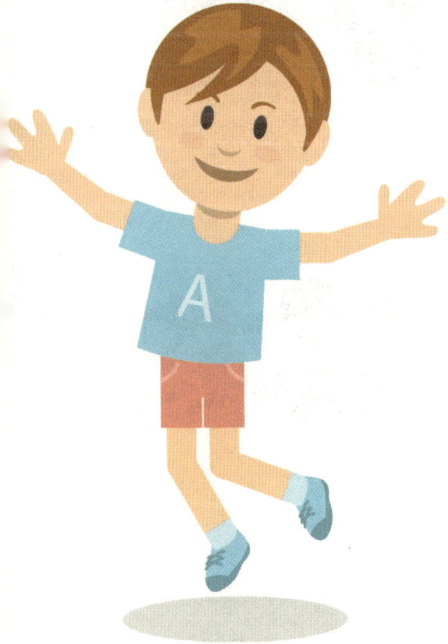

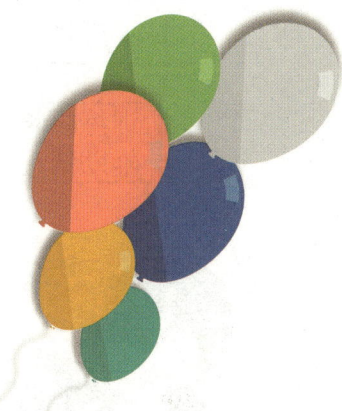

视觉空间训练流程解析

训练方法示例

示例 1

排列穿衣、洗手、吃饭的活动图片。

小档案	
训练时长	
辅助情况	

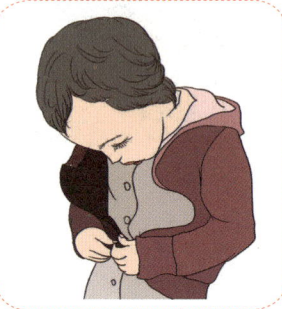 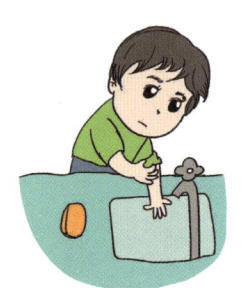 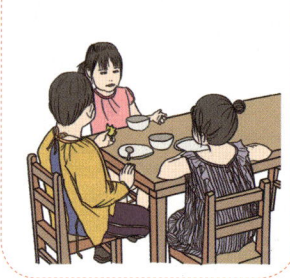

示例 2

排列脱衣、洗衣、晾晒的活动图片。

小档案	
训练时长	
辅助情况	

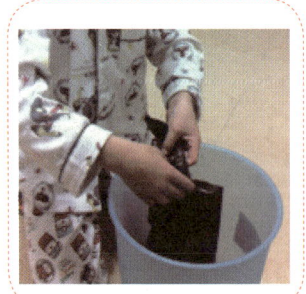 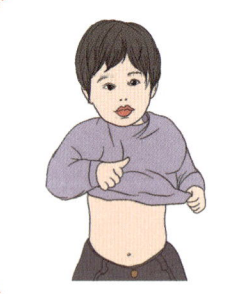 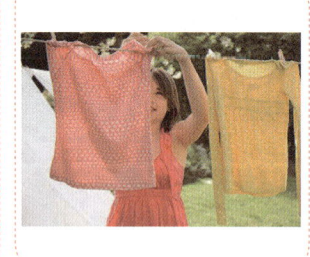

示例 3

排列去学校、举手、写字、放学的活动图片。

小档案	
训练时长	
辅助情况	

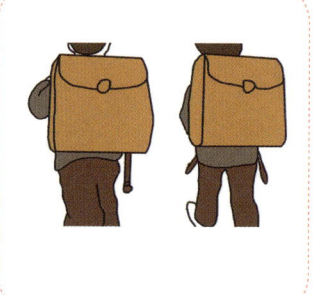 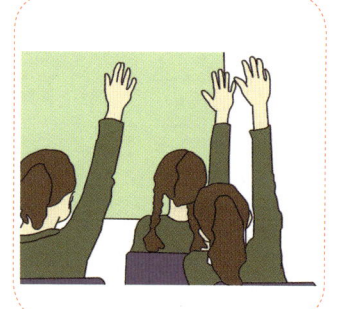

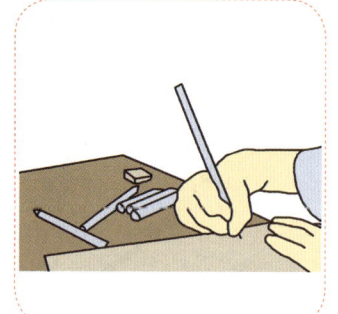 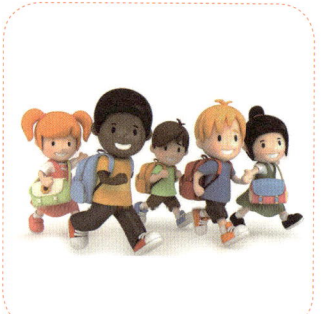

第五章
视觉空间技能中级训练项目

03 按照社会场景排列图片

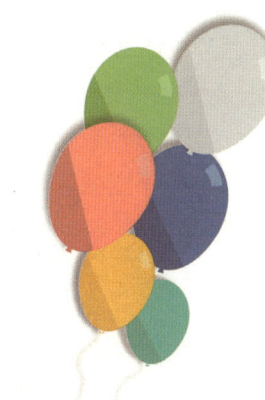

该技能的训练目的是，提高患者的记忆力和逻辑思维能力。通过该技能的训练，患者应该能达到这样一种水平，即：向患者展示3～6张表示社会场景的图片，并说"排序"，患者将能够正确排列图片。进行此项训练时，应确保患者已经掌握先备技能，比如分类技能和必要的生活技能。

扫描二维码，打印本技能训练配套表格

147

视觉空间训练流程解析

教学材料

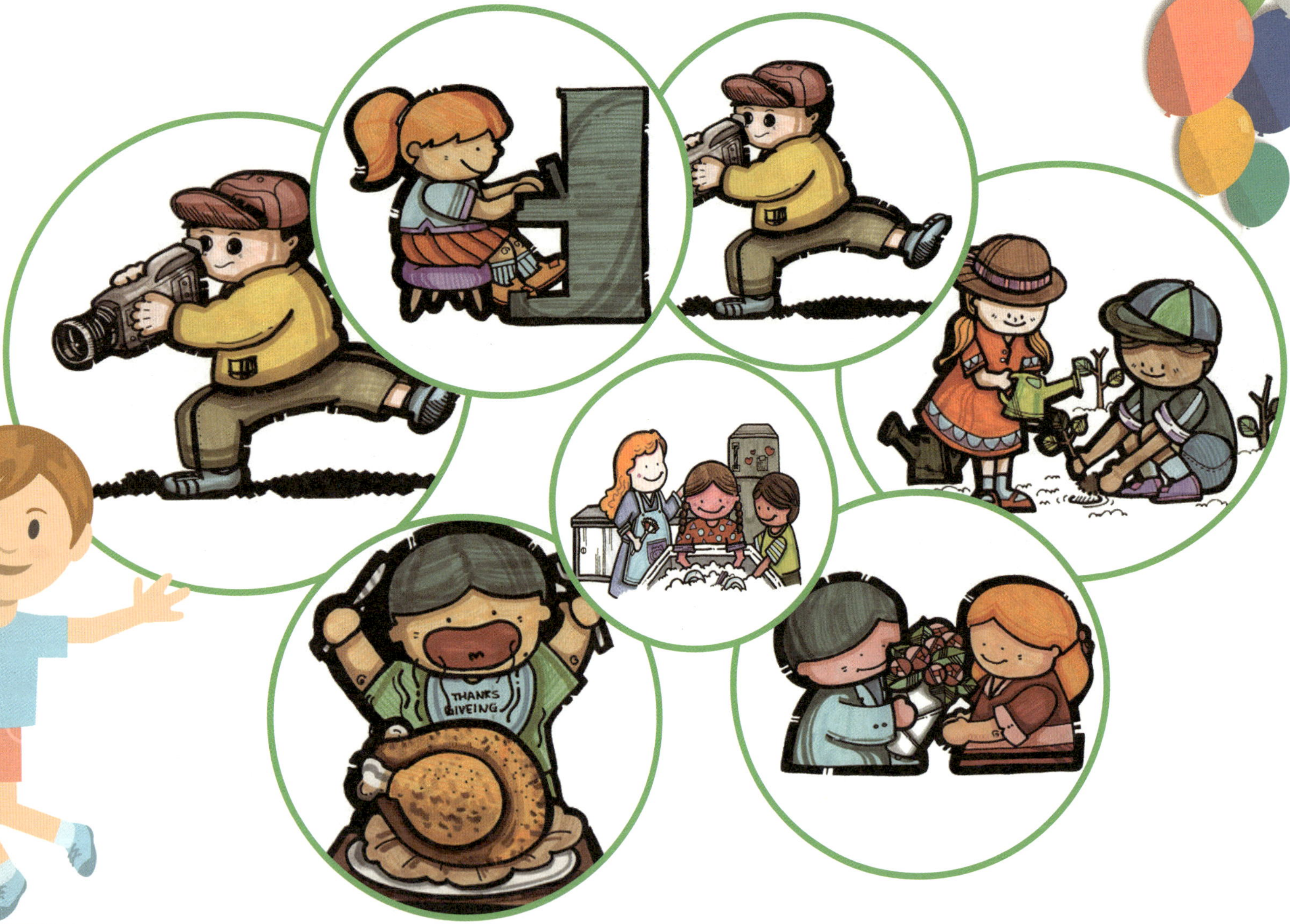

第五章
视觉空间技能中级训练项目

训练方法示例

示例 3

排列购物、过生日、刷碗的场景图片。

小档案	
训练时长	
辅助情况	

示例 2

排列植树、浇花、采摘、郊游的场景图片。

小档案	
训练时长	
辅助情况	

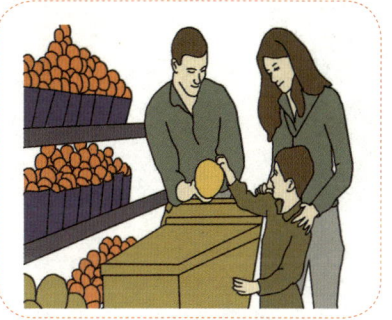
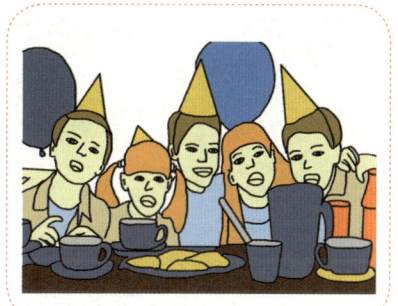
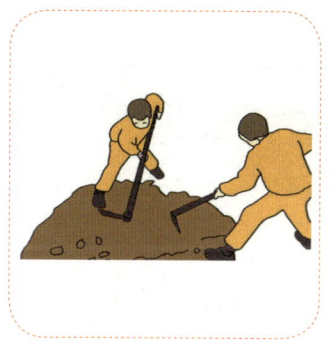
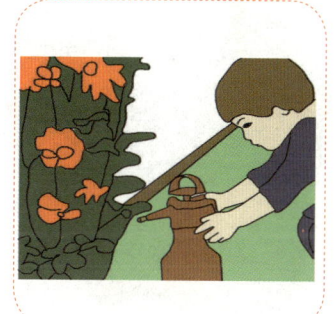
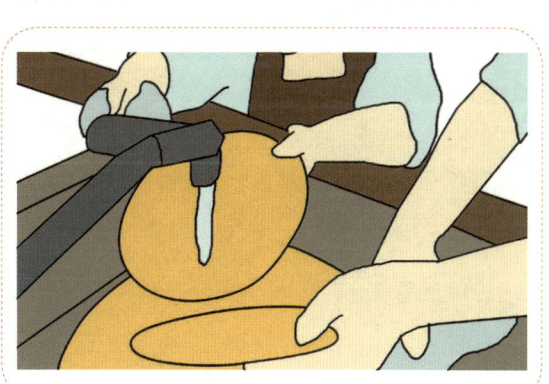
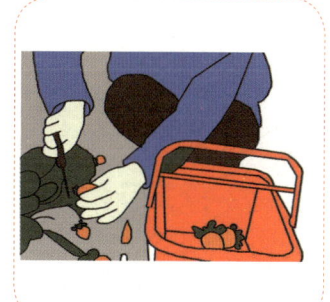
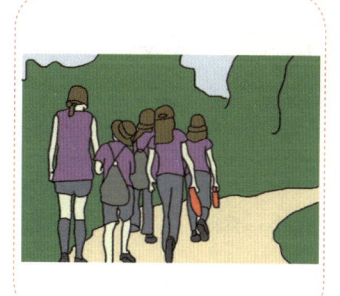

视觉空间训练流程解析

04 按照图片搭积木

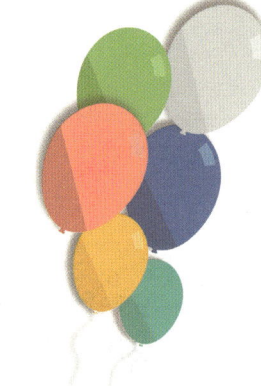

该技能的训练目的是，提高患者的视觉注意力和空间想象力。通过该技能的训练，患者应该能达到这样一种水平，即：展示给患儿一张搭好的积木图和一组积木，并说"搭积木"，患者将能够正确搭积木。

扫描二维码，打印本技能训练配套表格

第五章
视觉空间技能中级训练项目

教学材料

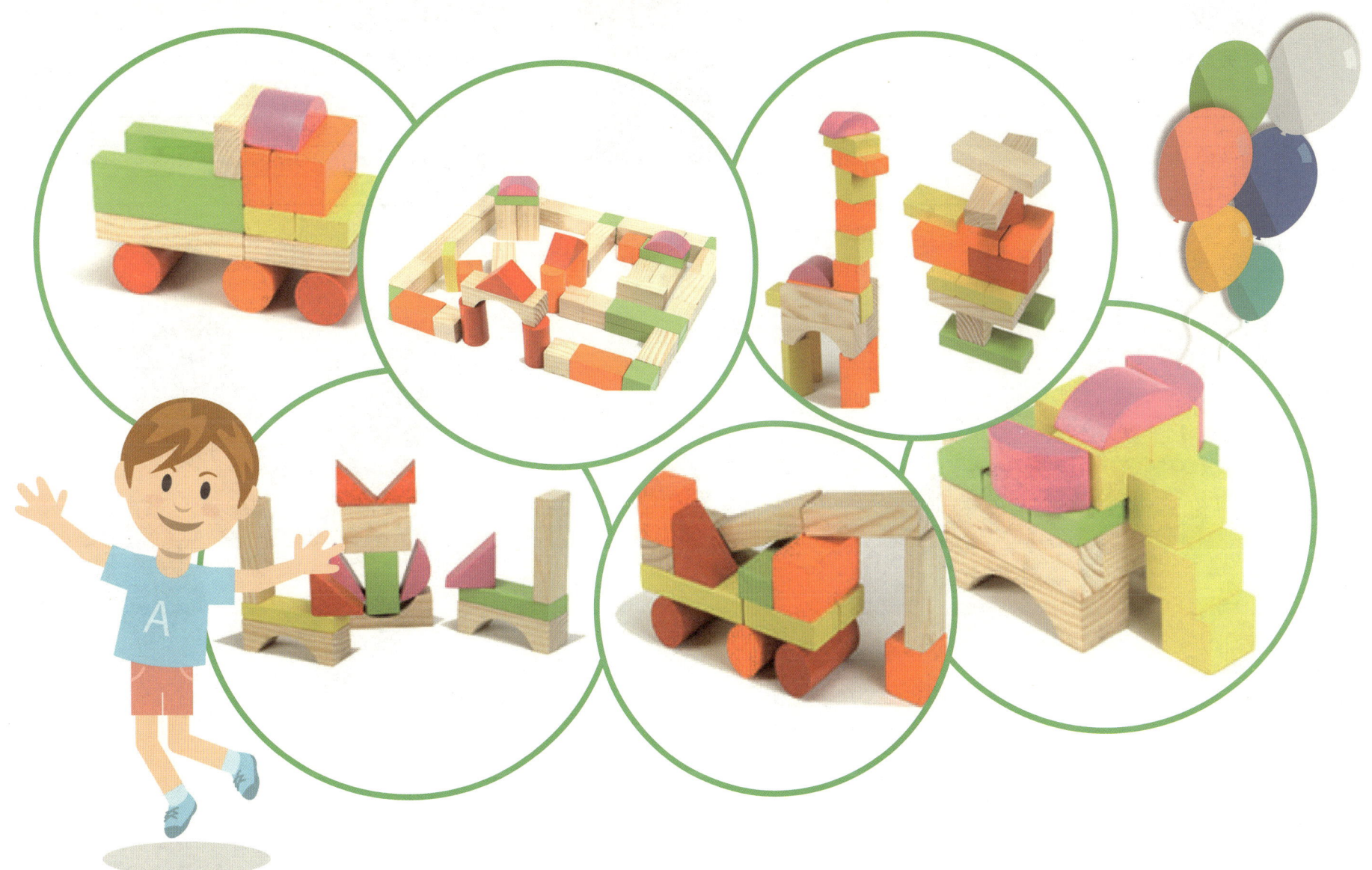

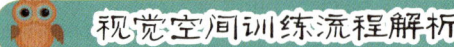

视觉空间训练流程解析

训练方法示例

示例 1

完成搭积木。

小档案	
训练时长	
辅助情况	

示例 2

完成搭积木。

小档案	
训练时长	
辅助情况	

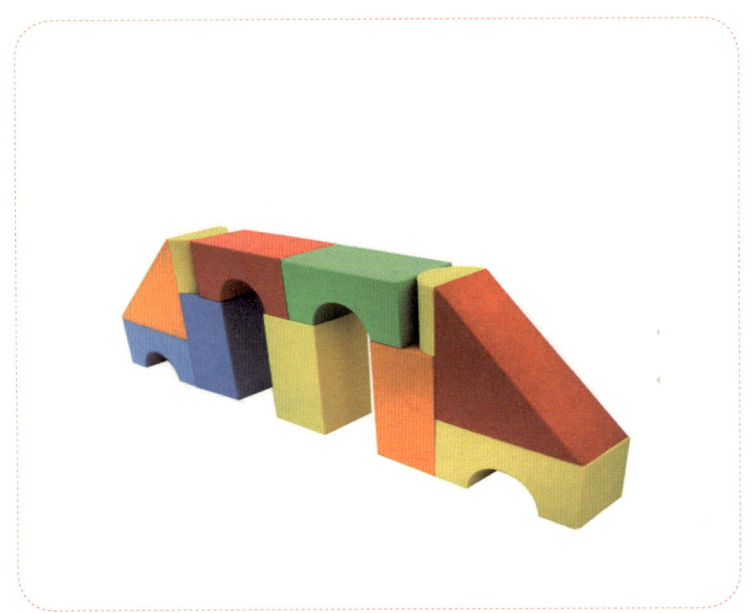

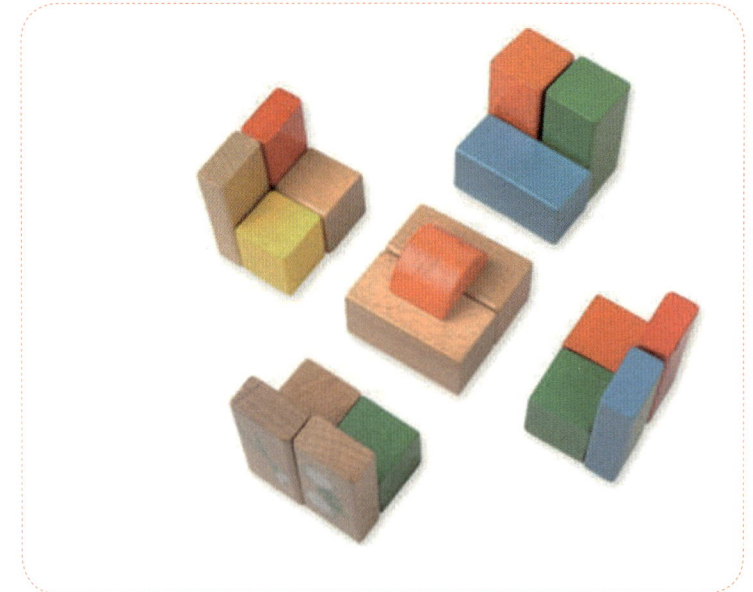

第五章
视觉空间技能中级训练项目

示例 3

完成搭积木。

小档案	
训练时长	
辅助情况	

示例 4

完成搭积木。

小档案	
训练时长	
辅助情况	

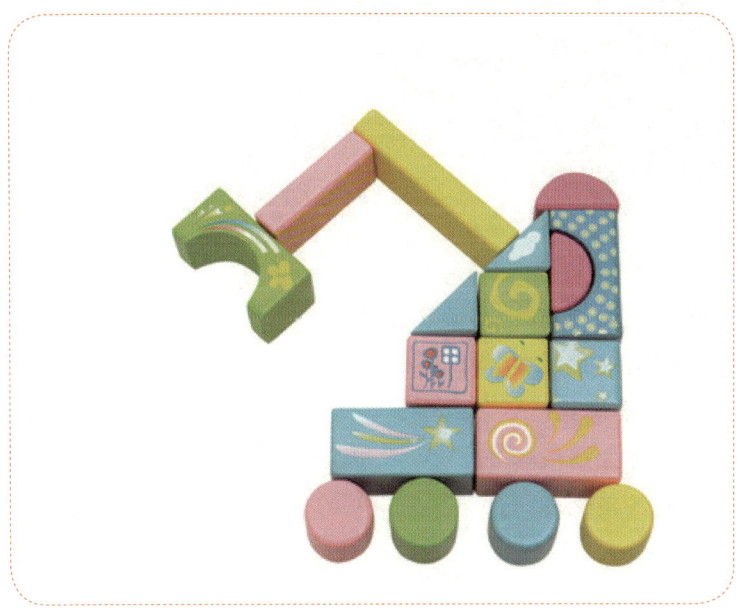

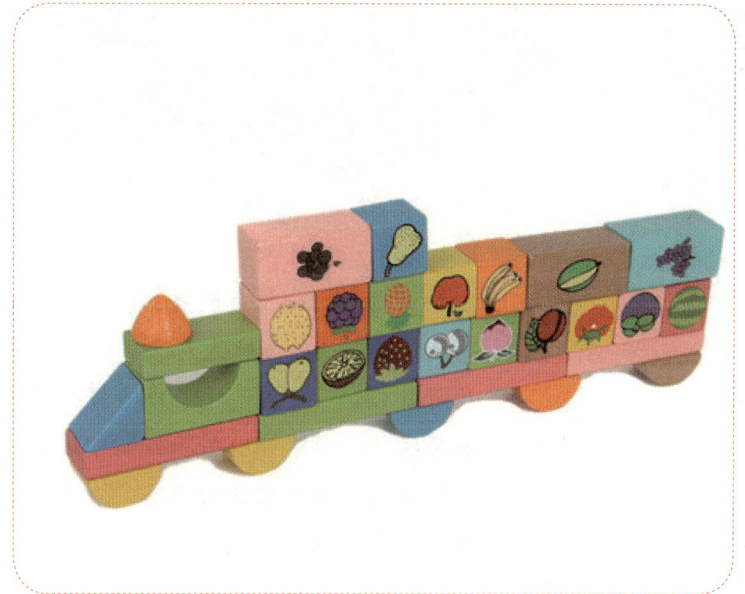

视觉空间训练流程解析

05 拧松／拧紧罐子、瓶盖、螺丝和螺母

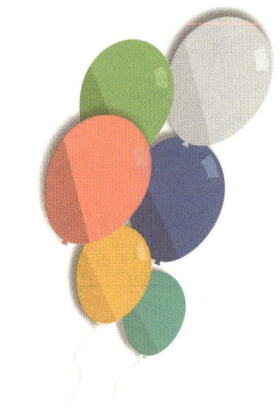

该技能的训练目的是，提高患者的视觉注意力和动手能力。通过该技能的训练，患者应该能达到这样一种水平，即：提供给患者一个罐子，然后说"打开瓶盖"或"拧紧瓶盖"，或者提供给患者一个螺丝，然后说"拧紧螺丝"或"拧松螺丝"，患者能够拧松或拧紧瓶盖／螺丝。在进行此项训练前，确保患者有能力进行精细动作的模仿。在瓶子中放入患者感兴趣的玩具或强化物，这样会提高患者打开瓶子的欲望。

扫描二维码，打印本技能训练配套表格

第五章
视觉空间技能中级训练项目

教学材料

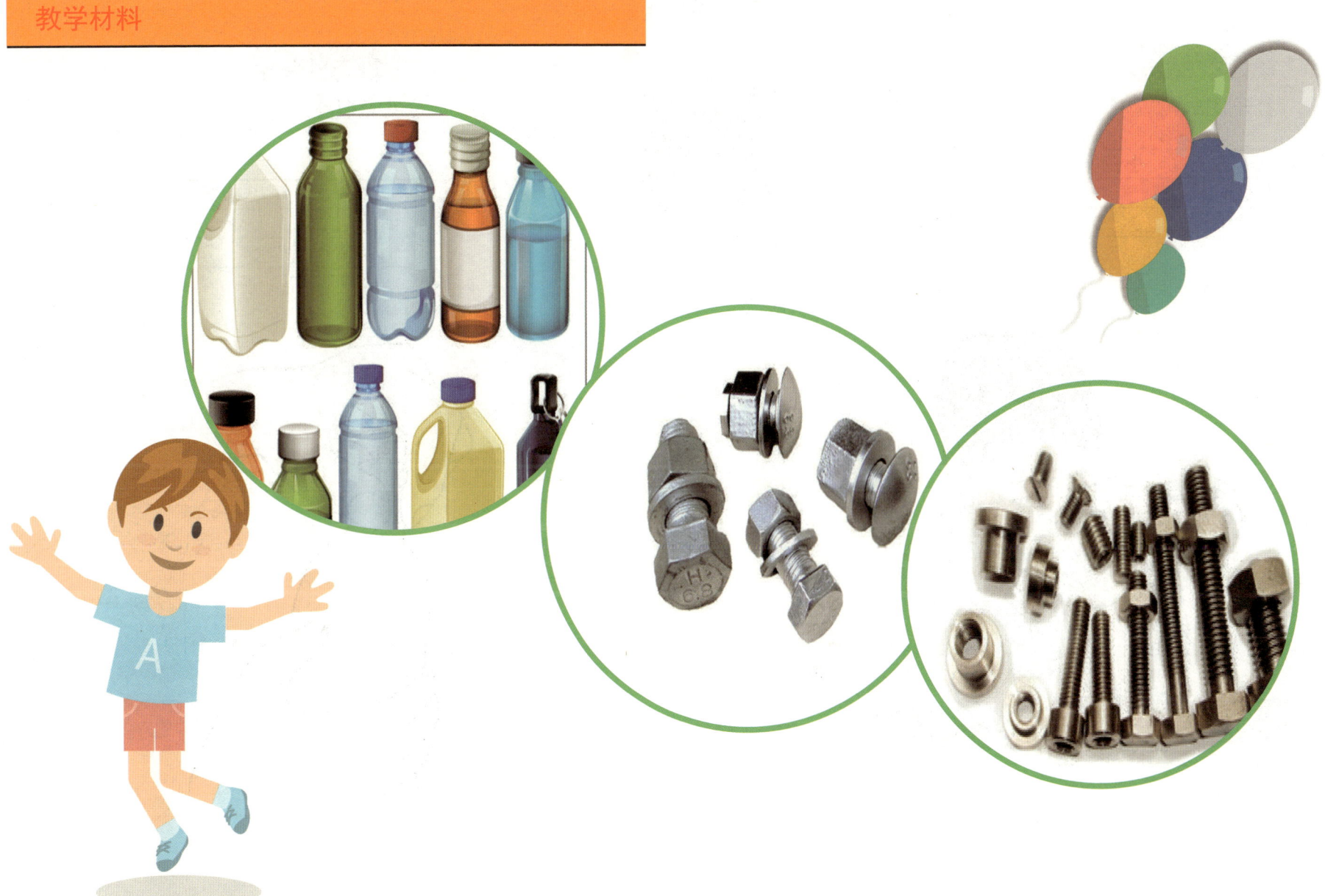

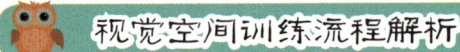

视觉空间训练流程解析

训练方法示例

示例 1

打开瓶盖。

小档案	
训练时长	
辅助情况	

示例 2

拧紧瓶盖。

小档案	
训练时长	
辅助情况	

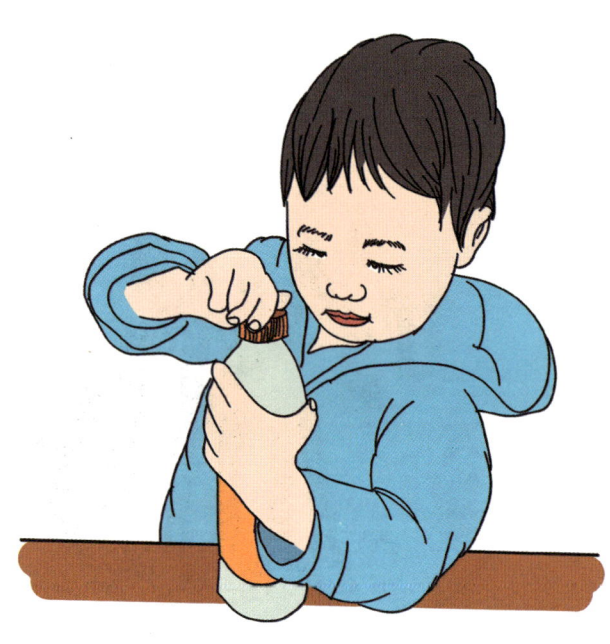

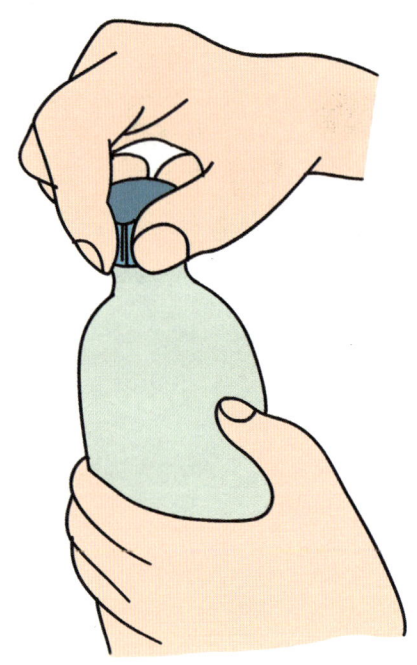

第五章
视觉空间技能中级训练项目

训练方法示例

示例 3

拧紧螺丝。

小档案	
训练时长	
辅助情况	

示例 4

拧松螺丝。

小档案	
训练时长	
辅助情况	

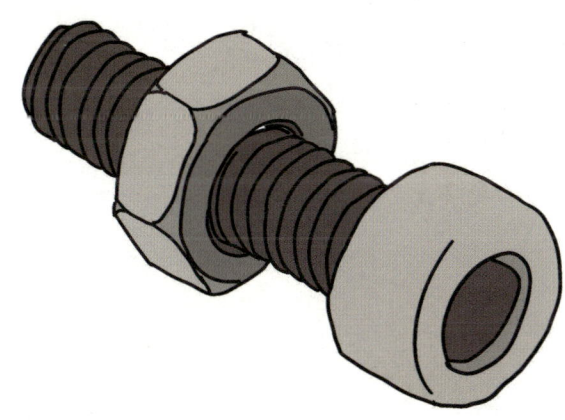

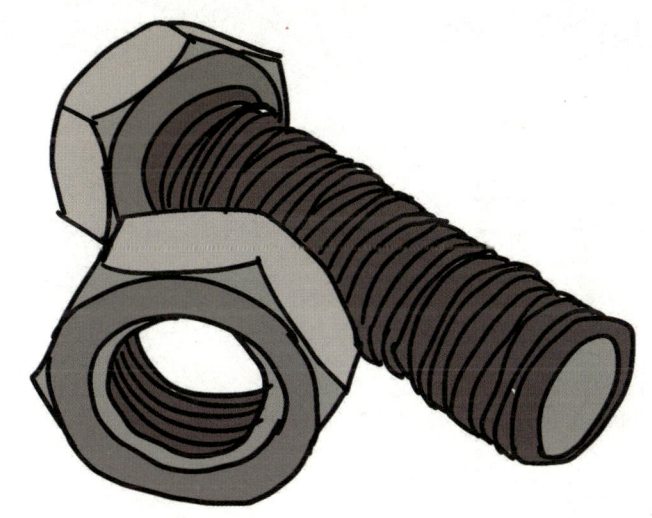

视觉空间训练流程解析

06 根据颜色和形状串珠

该技能的训练目的是,提高患者的视觉注意力和动手能力。通过该技能的训练,患者应该能达到这样一种水平,即:向患者展示一串已经串好的珠子(包含各种颜色和形状),然后给患儿一条串珠绳和装满珠子的容器,并说"像这样穿珠",患者能照老师给的珠串,穿出同样的一串珠子。

扫描二维码,打印本技能训练配套表格

第五章
视觉空间技能中级训练项目

教学材料

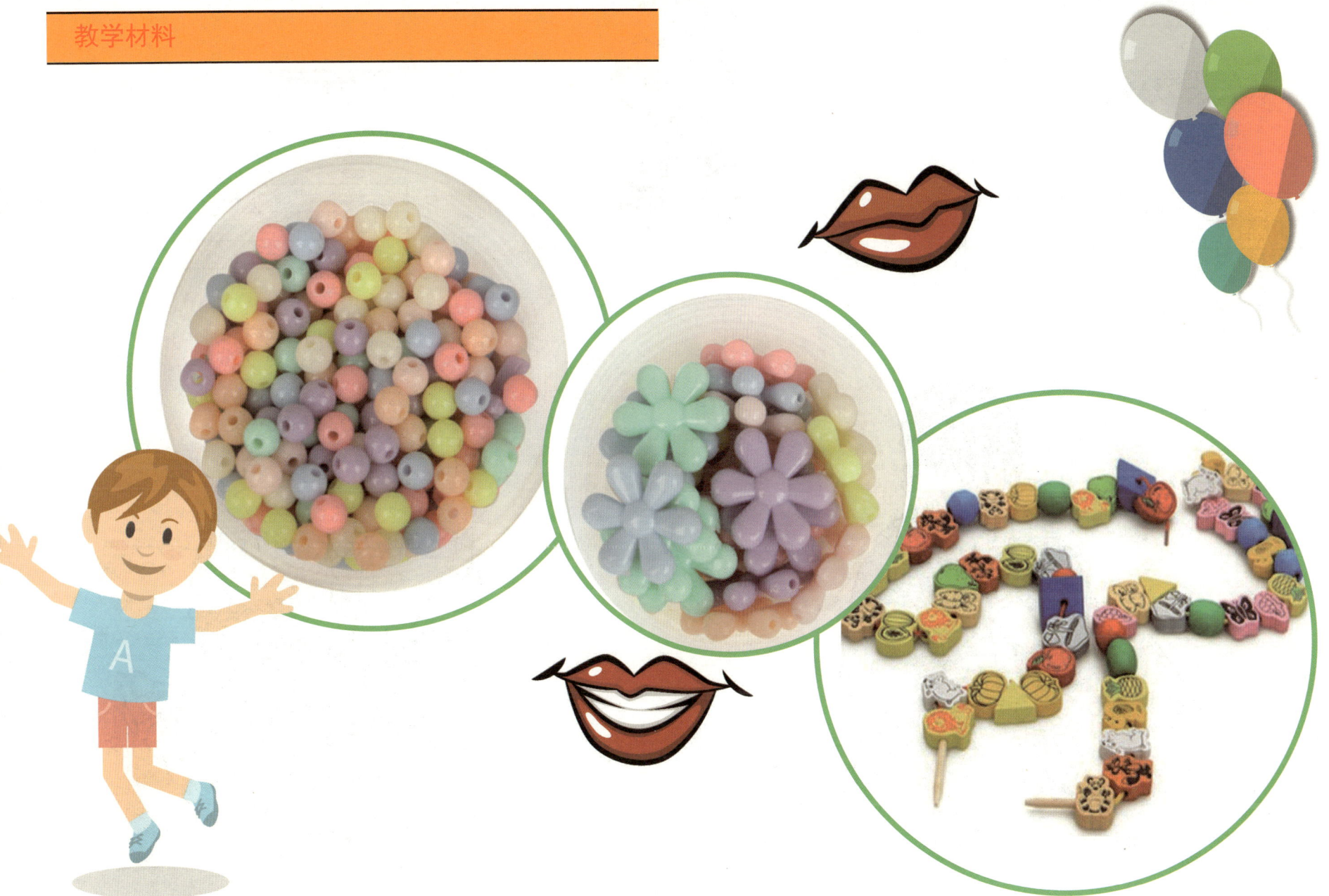

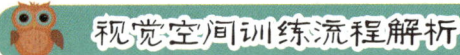

视觉空间训练流程解析

训练方法示例

示例 1

串珠。

小档案	
训练时长	
辅助情况	

示例 2

串珠。

小档案	
训练时长	
辅助情况	

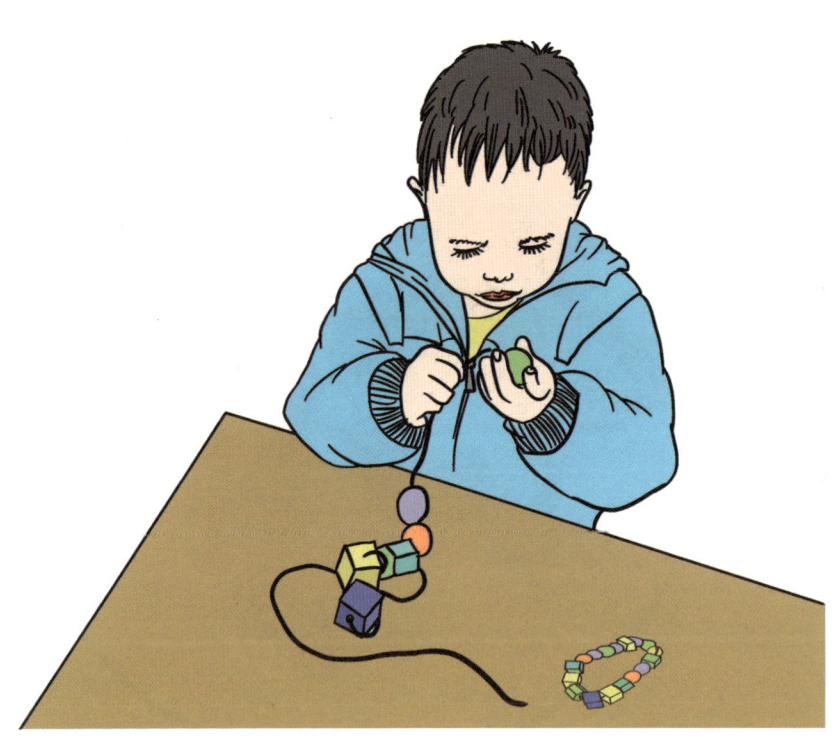

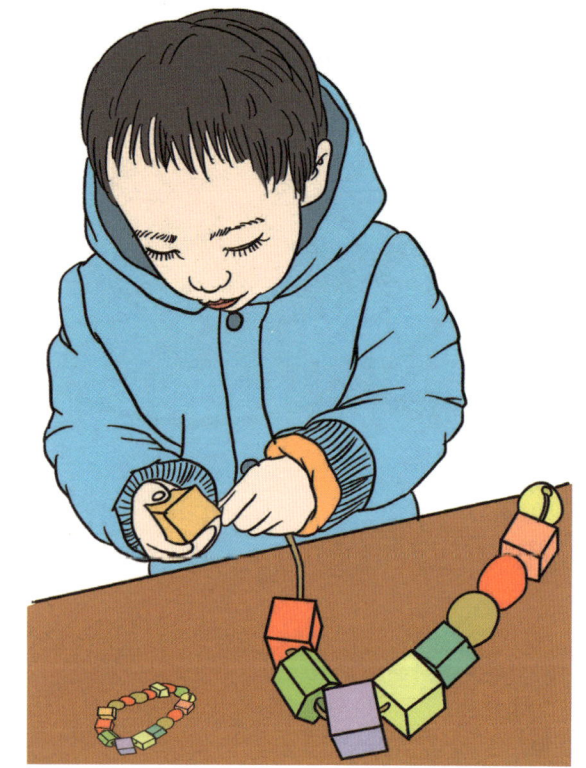

第六章

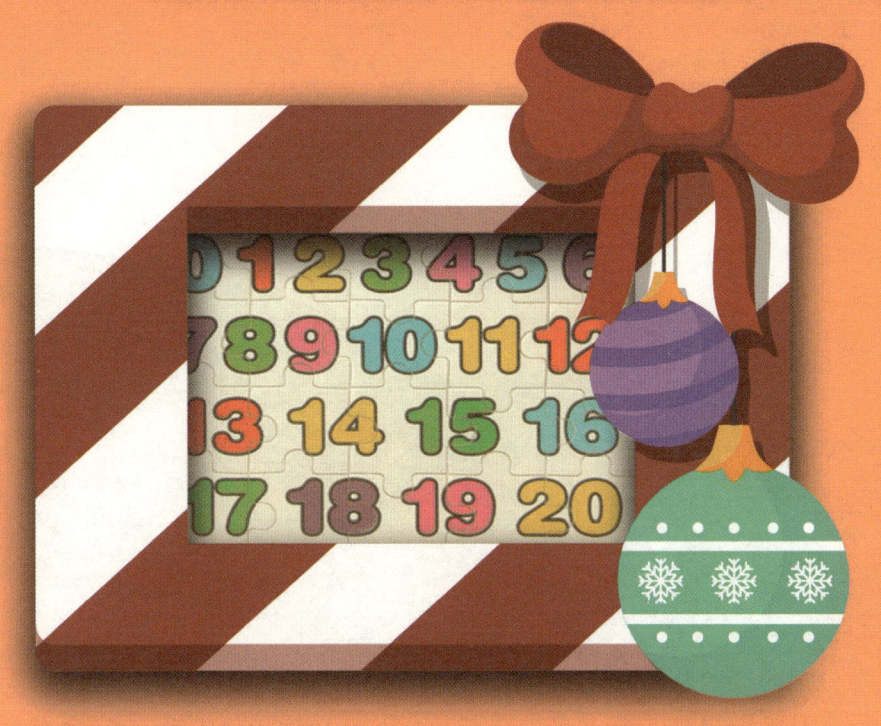

视觉空间技能高级训练项目

视觉空间训练流程解析

01 密码锁

该技能的训练目的是，提高患者的观察力和动手能力。通过该技能的训练，患者应该能达到这样一种水平，即：向患者展示一个密码锁，和一组打开锁的密码，并说"打开锁"，患者能利用密码把锁打开。该训练采用逆向连锁训练法。在训练过程中，要给患者提供展示能力的机会，如果他们不能给出正确的反应，应及时给予辅助。

扫描二维码，打印本技能训练配套表格

第六章
视觉空间技能高级训练项目

教学材料

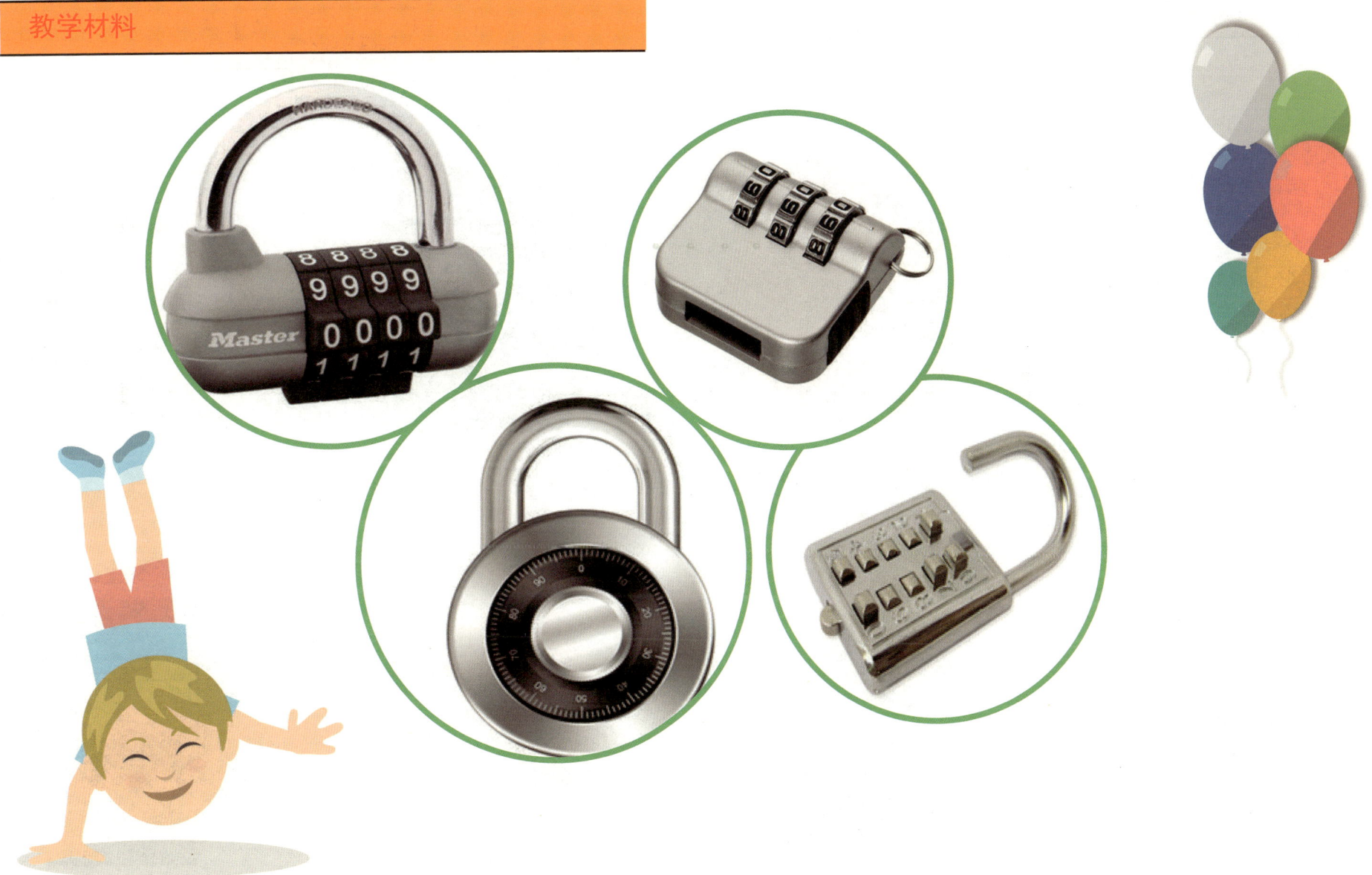

视觉空间训练流程解析

训练流程

小档案	
训练时长	
辅助情况	

逆向链接训练

行为链第5步：将指针拨转到0。 ➡ 行为链第4步：顺时针拨指针转3周到数字28。 ➡ 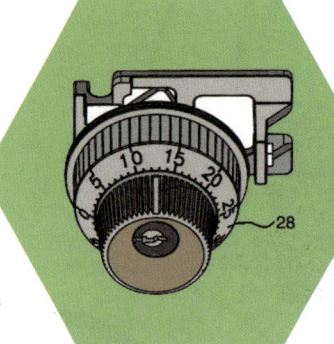 ➡ 行为链第3步：逆时针拨指针转2周到数字23。

⬇

行为链第1步：抓住拉锁的金属环。 ⬅ 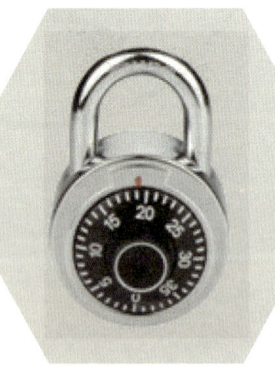 ⬅ 行为链第2步：顺时针拨指针到数字22。 ⬅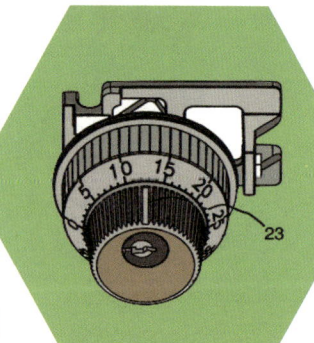

第六章
视觉空间技能高级训练项目

泛化到休息室

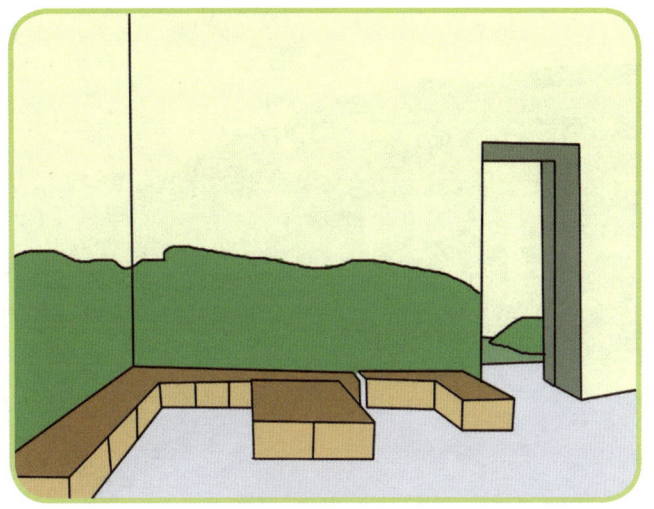

泛化到客厅

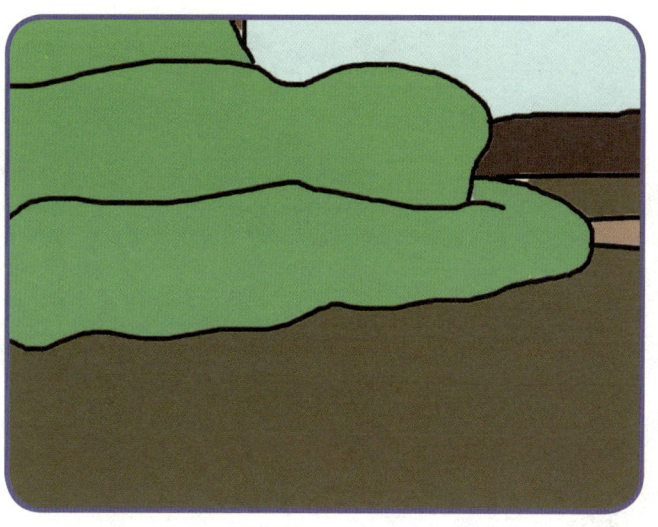

泛化到办公室

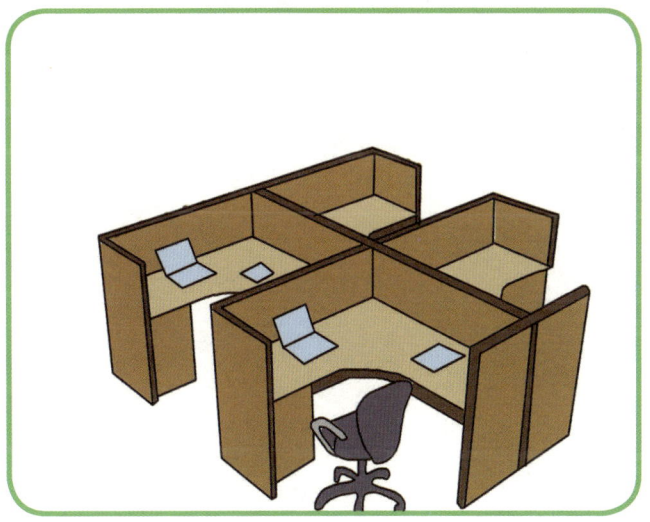

泛化到室外

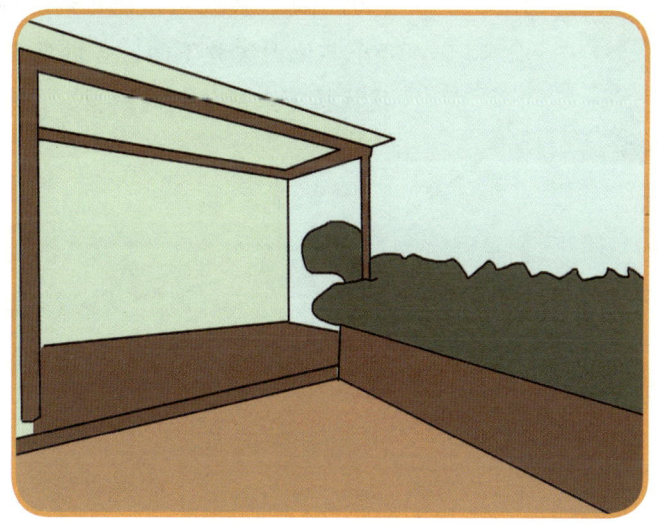

02 矩阵推理

该技能的训练目的是，提高患儿的观察力和逻辑思维能力。通过该技能的训练，患儿应该能达到这样一种水平，即：给患儿呈现一个矩阵图，4个其他图案放下面，告诉患儿"这些图是有一定顺序的，像一个模型，找找接下来应该放的图案"，患儿能够找到矩阵图接下来应该放的图案。

扫描二维码，打印本技能训练配套表格

第六章
视觉空间技能高级训练项目

教学材料

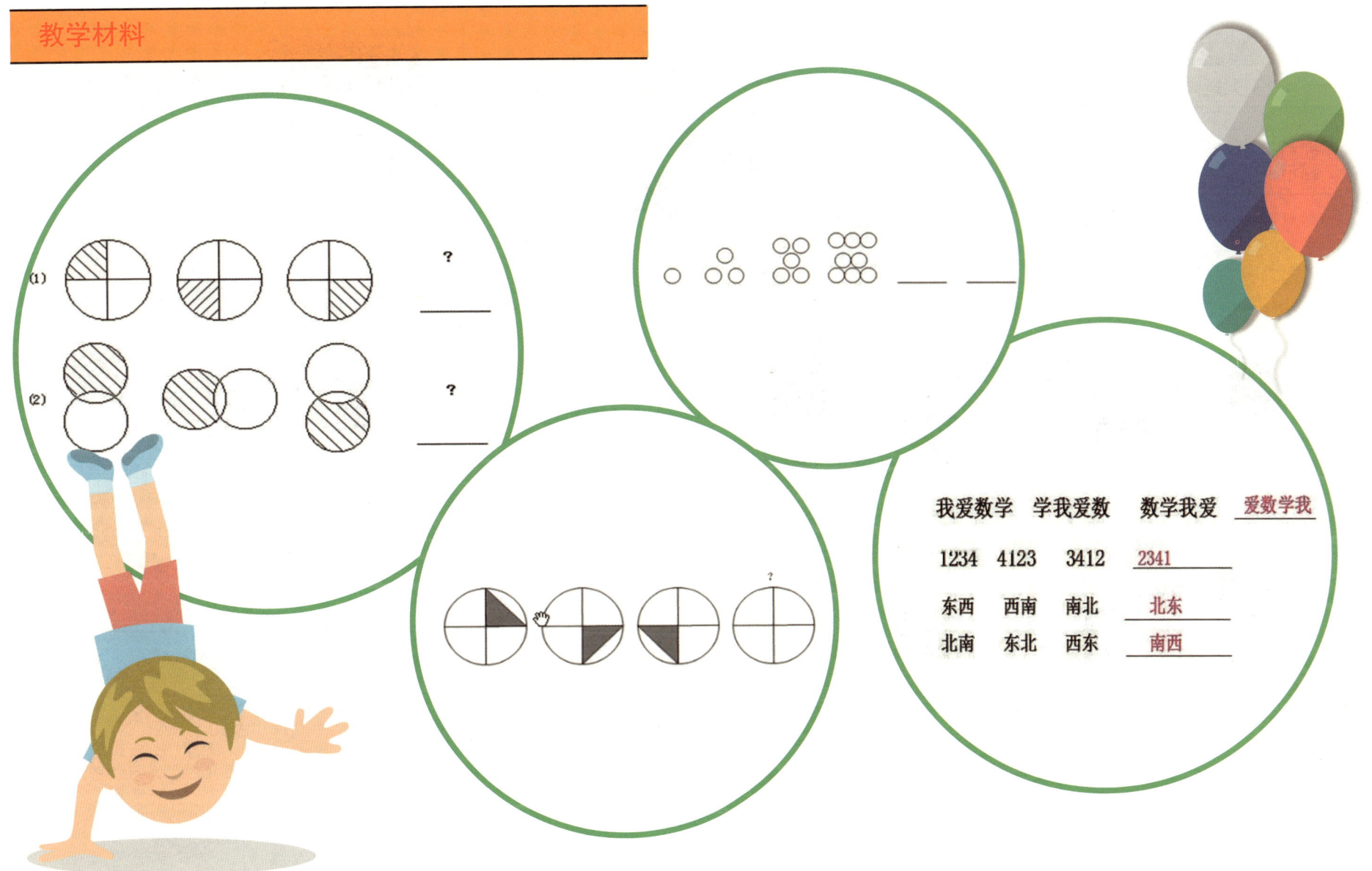

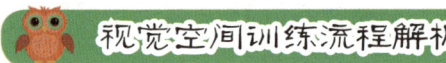

示例 1

下列矩阵图，找到接下来应该放的图案。

小档案	
训练时长	
辅助情况	

示例 2

下列矩阵图，找到接下来应该放的图案。

小档案	
训练时长	
辅助情况	

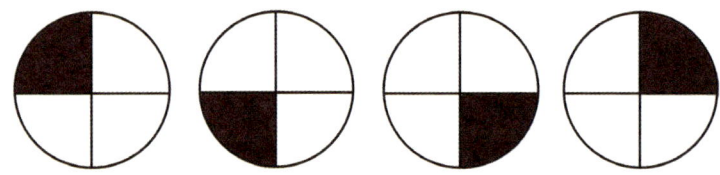

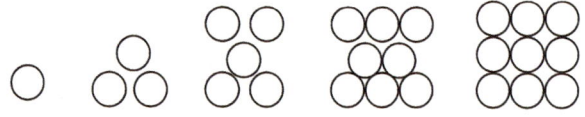

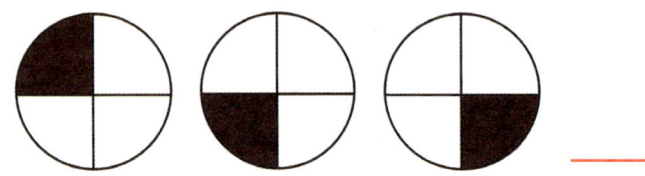

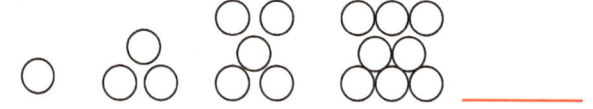

第六章
视觉空间技能高级训练项目

训练方法示例

示例 3

下列矩阵图，找到接下来应该放的图案。

小档案	
训练时长	
辅助情况	

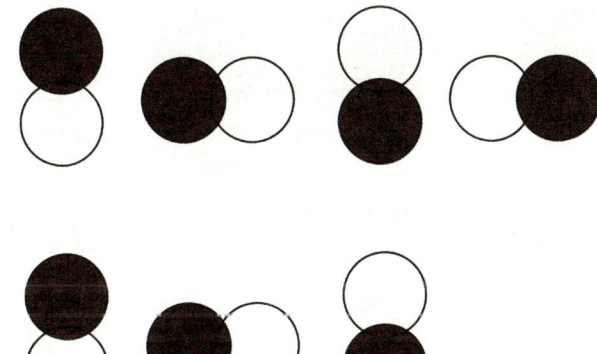

示例 4

下列矩阵图，找到接下来应该放的图案。

小档案	
训练时长	
辅助情况	

1234 , 4123 , 3412 , 2341

1234 , 4123 , 3412 , _____

视觉空间训练流程解析

03 找出相似图标

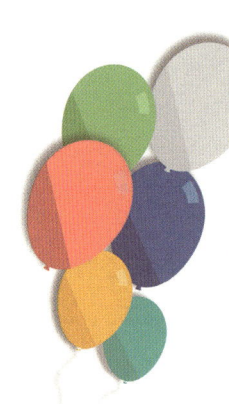

该技能的训练目的是,提高患者的观察力和逻辑思维能力。通过该技能的训练,患者应该能达到这样一种水平,即:提供给患者一组图标,说"找出相似图标",患者能够把相似图标找出来。相似的两个图标不能相同,在颜色、形状等方面要有差异。

第六章
视觉空间技能高级训练项目

教学材料

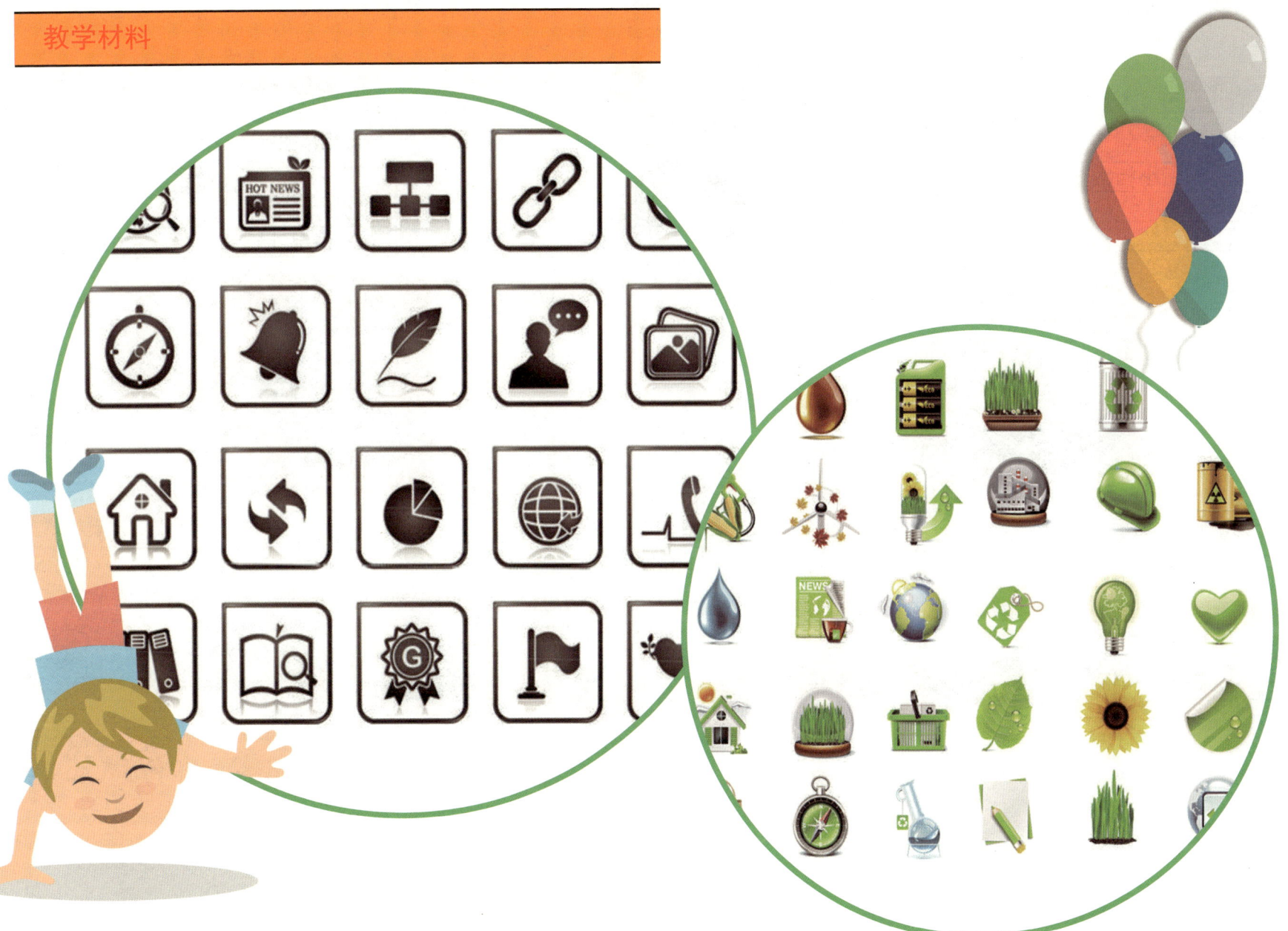

171

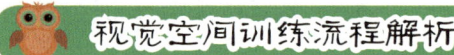

视觉空间训练流程解析

训练方法示例

示例 1

找出相似图标（3个干扰项）。

小档案	
训练时长	
辅助情况	

   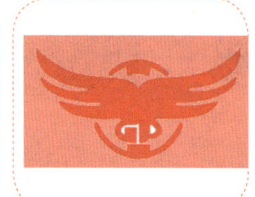

示例 2

找出相似图标（3个干扰项）。

小档案	
训练时长	
辅助情况	

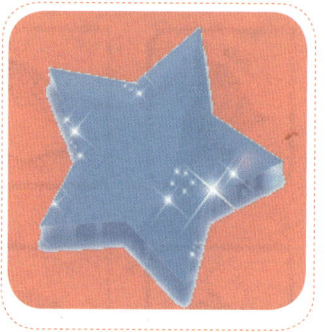

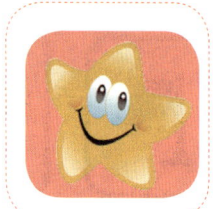   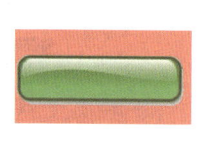

第六章 视觉空间技能高级训练项目

04 找字符

该技能的训练目的是，提高患者的观察力和逻辑思维能力。通过该技能的训练，患者应该能达到这样一种水平，即：提供给患者4个字符（其中有3个完全一样），说"找出不一样的字符"，患者将能够找到正确的字符。

视觉空间训练流程解析

教学材料

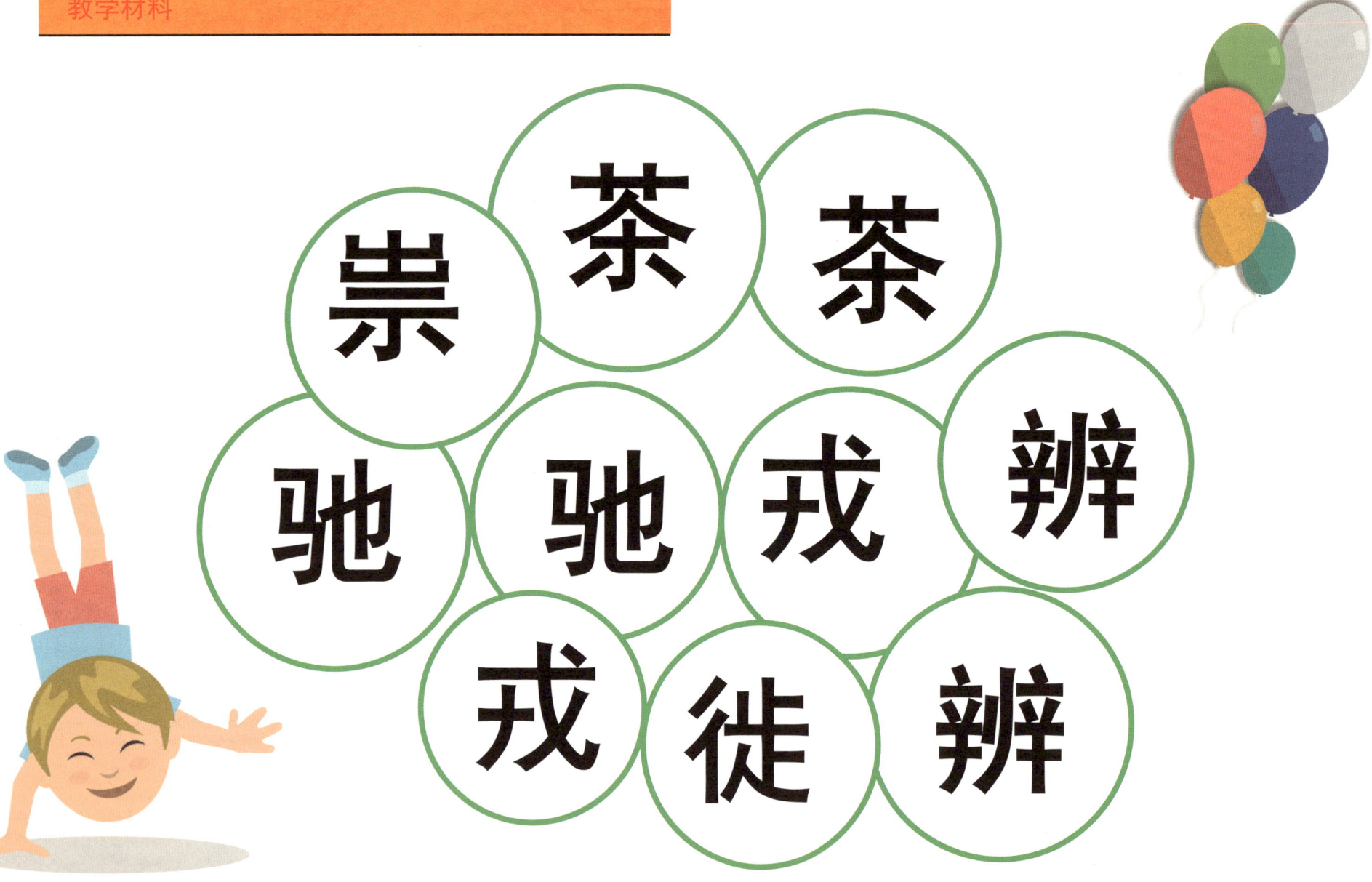

第六章 视觉空间技能高级训练项目

示例 1

找出不一样的字。

小档案	
训练时长	
辅助情况	

大 太 大 大

示例 2

找出不一样的字。

小档案	
训练时长	
辅助情况	

茶 荼 茶 茶

示例 3

找出不一样的字。

小档案	
训练时长	
辅助情况	

春 春 春 舂

视觉空间训练流程解析

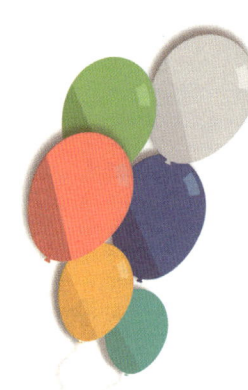

05 视觉想象

　　该技能的训练目的是，提高患者的观察力和想象力。通过该技能的训练，患者应该能达到这样一种水平，即：展示给患者一张未完成作品的图片，再给出4张已完成作品的图片，并说"如果这个作品完成了，会跟那4个作品中的哪个比较像？"，患者将能够找到正确的作品图片。

第六章
视觉空间技能高级训练项目

教学材料

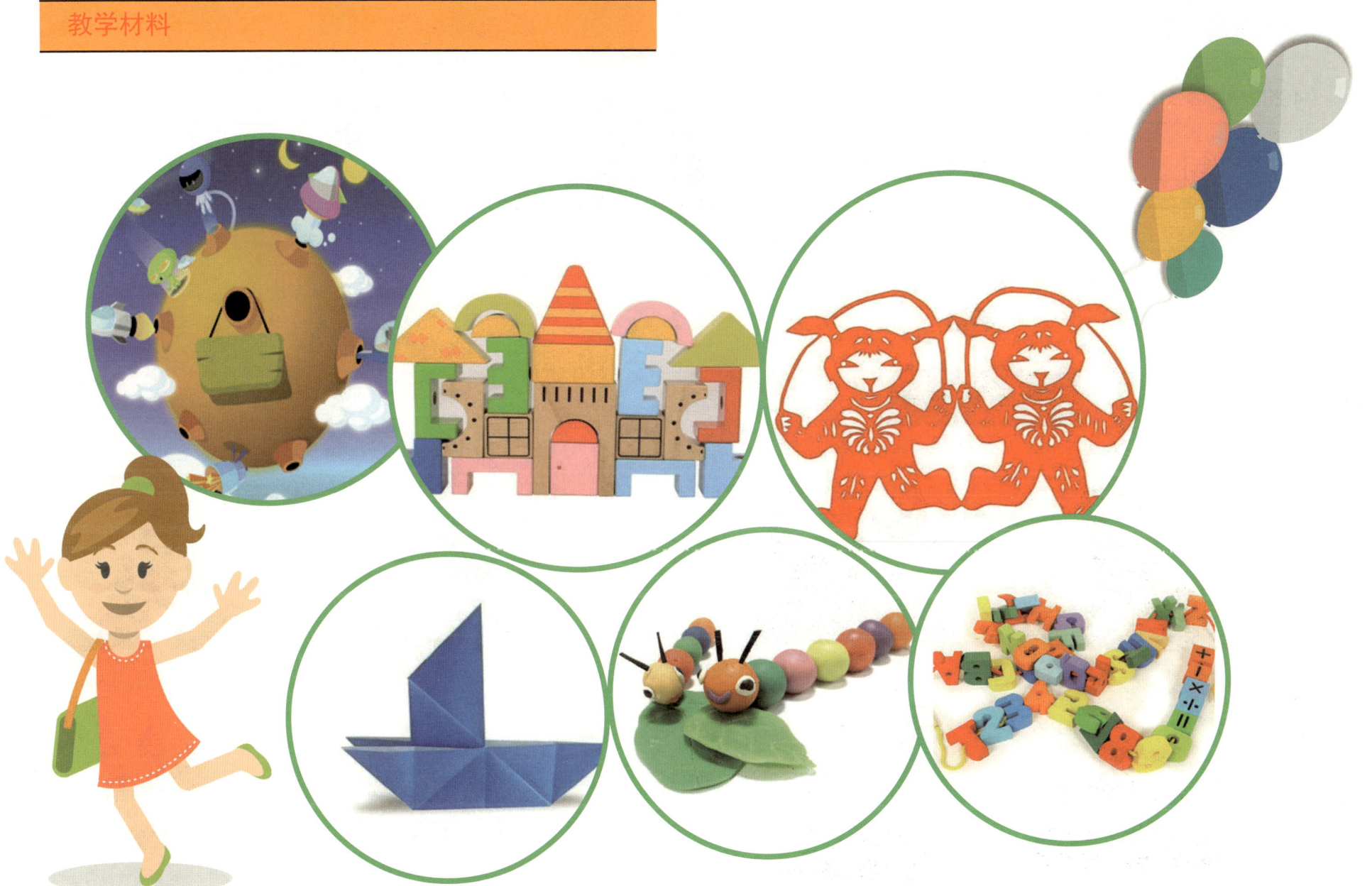

视觉空间训练流程解析

示例 1

如果这幅画完成了，会跟下面 4 张图中的哪张比较像？

小档案	
训练时长	
辅助情况	

训练方法示例

示例 2

如果这个积木搭成了，会跟下面 4 个积木中的哪个比较像？

小档案	
训练时长	
辅助情况	

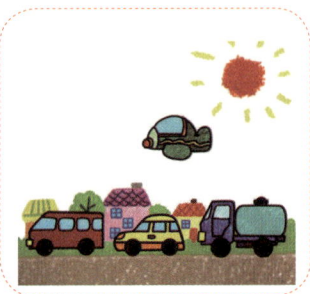
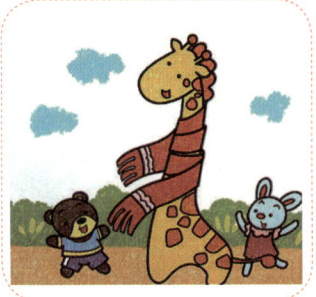
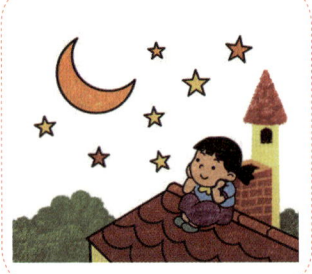
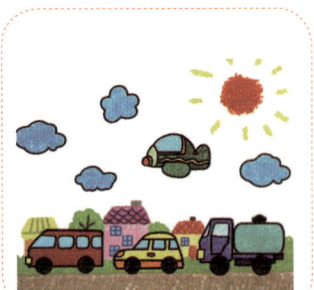
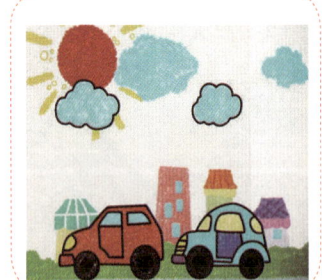

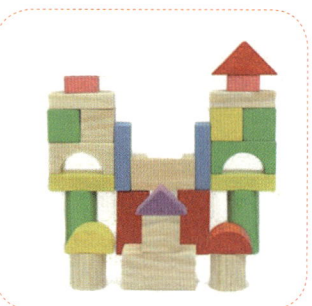
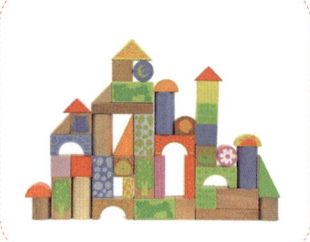
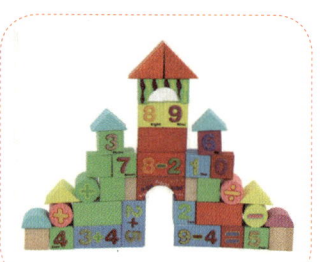
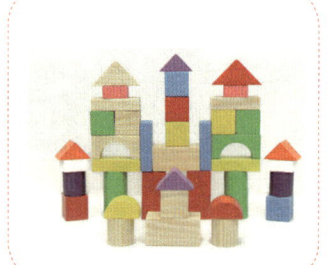
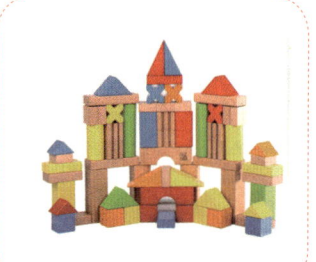

责任编辑 李俊卿

孤独症康复训练师资培训完整教程

- ABA（应用行为分析）基础
- 情绪和行为管理训练实务
- 模仿技能训练项目指南
- 视觉空间训练流程解析
- 适应能力训练的辅助技术
- 社交及游戏训练设计与指导
- 学习技能训练实例解析
- 语言的突破训练实操

拂石医典二维码

ISBN 978-7-5591-0223-2

定价：60.00元